走出抑郁的泥潭

［英］杰西米·希伯德
乔·乌斯马　　　著

殷亚敏　姜晓瑜　王永生　译

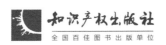

知识产权出版社

全国百佳图书出版单位

图书在版编目（CIP）数据

走出抑郁的泥潭/（英）希伯德（Hibberd，J.），
（英）乌斯马（Usmar，J.）著；殷亚敏，姜晓瑜，
王永生译.— 北京：知识产权出版社，2015.8
　（心理自助口袋书）
　书名原文：This book will make you happy
　ISBN 978-7-5130-3698-6

Ⅰ.①走… Ⅱ.①希… ②乌… ③殷… ④姜… ⑤王…
Ⅲ.①抑郁症—防治 Ⅳ.①R749.4

中国版本图书馆CIP数据核字（2015）第183836号

THIS BOOK WILL MAKE YOU HAPPY BY DR JESSAMY HIBBERD AND JO USMAR

Copyright：©2014 BY DR JESSAMY HIBBERD AND JO USMAR
This edition arranged with Quercus Editions Limited
Through BIG APPLE AGENCY, INC., LABUAN, MALAYSIA.
Simplified Chinese edition copyright：
2015 INTELLECTUAL PROPERTY PUBLISHING HOUSE Co, Ltd
All rights reserved.
本书中文简体字翻译版由 Quercus Editions Ltd. 授权知识产权出版社有限责任公
司出版。未经出版者书面许可，不得以任何形式复制或抄袭本书的任何部分。

责任编辑：刘丽丽　　　　　**责任校对：董志英**
封面设计：陶建胜　　　　　**责任出版：刘译文**

走出抑郁的泥潭

〔英〕杰西米·希伯德　乔·乌斯马　著
　　殷亚敏　姜晓瑜　王永生　译

出版发行	知识产权出版社 有限责任公司	网　　址	http：//www.ipph.cn
社　　址	北京市海淀区马甸南村1号（邮编：100088）	天猫旗舰店	http：//zscqcbs.tmall.com
责编电话	010-82000860 转 8252	责 编 邮 箱	liuli8260@163.com
发行电话	010-82000860 转 8101/8102	发 行 传 真	010-82000893/82005070/82000270
印　　刷	北京科信印刷有限公司	经　　销	各大网上书店、新华书店及相关专业书店
开　　本	880mm×1230mm　1/32	印　　张	6.625
版　　次	2015年8月第1版	印　　次	2015年8月第1次印刷
字　　数	86千字	定　　价	28.00元
ISBN 978-7-5130-3698-6			
京权图字：01-2015-5004			

出版权专有　侵权必究
如有印装质量问题，本社负责调换。

作者的话

我们生活在瞬息万变的时代，平素总是感觉压力山大，似乎有很多选择，可是选择自由度越大，责任越大，于是我们开始深深地自我怀疑。在这个世界上，有几个人能够游刃有余地穿行于工作、家庭和生活三者之间？困扰之余，每个人都需要帮助，需要有一种力量来推动自己，不断地调整自己的心态，改变生活，使自己更加自信、快乐。

我们推出这套丛书的目的，是为了帮助读者理解自己的感受、思想和行为以及背后的深层原因。我们还提供了一些方法，以飨读者，帮助读者做出积极的改变。书中没有复杂的医学术语。方法简单实用，与每个人息息相关，轻松有趣。通过这些简单实用的方法，你将改变原先的思维习惯，你会掌握更加实用的技巧策略，以一种更加积极和有用的方式来面对一切。

书中没有让你不知所云的说教之辞。我们利用专业经验和最新的研究成果，使用了有趣又有用的案例，希望对你有所裨益。这是一套丛书，分为不同的主题，如睡眠、快乐、自信和压力等，你可以根据你最关心的内容进行选择性阅读。

本书以认知行为疗法的框架为基础。认知行为疗法是一种极为成功的治疗方法，可用于治疗多种问题，相信你的问题能迎刃而解。

阅读本书的过程中，你会看到大量的认知地图。它们非常容易理解，用起来也很方便。在认知行为疗法的基础上，认知地图将呈现你的思想、行为、感受是如何密切联系的。我们将问题加以细化分解，这样你就不会被问题吓到，从而可以从容面对问题，选择改变。

本书还设计了练习和测试，逐步指导你改变原初的想法。阅读理论只会让人变得落伍。我们要做的是，通过简单的方式，使"改变"成为你生活的一部分。如果你希望心中春光常在，唯一的方法是将你所学的知识应用到实践中，在做中学会改变。

你能成为更好的自己，这本书会告诉你秘诀。

祝你好运！欢迎你登陆我们的网站 www.Jessamyandjo.com。你也可以和我们联系，让我们感知你的变化和进步，共同成长。

前　言

朋友，你还好吗？还不错吧？如果每个人每时每刻都能开开心心地，这该是多么美妙的事情。然而，好花不常开，好景不常在，没有人能够永远开心快乐。人类具有感知各种情感的能力，每个人都有心情低落的时候。生活会趁你不备的时候将你打败，让你陷入困顿，心情低落，伤心沮丧。

亲爱的，不要惊慌失措，我们有好消息等着你。

首先，你能更快乐些。本书中提供的方法和工具会帮助你改变消极的想法、感受和行为。只要你愿意往自己身上投资那么一点点时间，你的人生将会彻底改变。我们可不是说说而已。接着读下去，我们有信心让你心悦诚服。

其次，你不是一个人在战斗。情绪低落是极常见的心理健康问题。在英国，每四个人中就有一个人在一年内会遇到心理健康问题。换句话说，英国25%的人会针对自己的精神健康问题寻求医生的建议。尽管这一数据不会解开你心中的谜团，让你豁然开朗，但是想想周围的人并不像表面那样光鲜快乐，你也会略感欣慰吧。在"不快乐"这点上，你的感觉再正常不过了。

另外，如今提到"心理健康"这个词，人们不会像原来那样望而生畏了。沮丧、低落不再是什么羞耻的事情。近年来，人们对心理健康越来越重视。名人也备受不良情绪的折磨。斯蒂芬·弗雷和凯瑟琳·泽塔·琼斯就曾经在公开场合谈及他们情绪低落的经历。关注心理健康的慈善机构、电视、杂志做了大量的宣传工作，促使人们关注心理健康。如同解决身体健康问题一样，人们开始从心底关注心理健康。这种观念日益深入人心。这也是我们创作本书的初衷。

为什么不快乐挑中了你

不同的人，在不同的阶段、由于不同的原因，会遭遇情感的低潮期。也许你遭遇了重大的人生变故，也许你听到了某个噩耗，也许很久以前发生的事情至今让你无法释怀，也许情绪低落正是你大脑默认的模式。世界上有两种人，一种人看到杯子中有半杯水，另一种人看到杯子空半杯水。而你正是第二种人。在你眼里，杯子不是"有半杯"，而是"空半杯"。你对现状充满不满，深深失望。或许，你有一天不太走运，后来发展成以后的一周甚至一个月都不走运。这种现象在每个人身上都时有发生。理解其中的奥秘可以帮助你管理情绪，让你心生欢喜。

伤心是一个借口，可用来逃避现实生活。此刻，你寂寞，你心情低落，你坚信你的生活一定出了问题。我们生活在一个充斥着"拥有一切"和"完美主义"文化的世界，因为无法做到心中最好的自己，你沮丧，心生愧疚。你不敢面对现实，似乎承认心头落寞就相当于承认自己失败。事情会变得好起来的。是的，会好起来的。通过阅读这本书，你的心会放晴的。

我们是谁，这本书又是关于什么的

抑郁和伤心是横亘在我们心中的主题。我们的家人和朋友都曾抑郁过。这是本雪中送炭的书。在书中我们不断地变换使用"低落的情绪""伤心""感到沮丧""抑郁"等专业术语。无论你多久都不曾有过欢颜，书中的策略一定会让你心中明媚如春。我们希望能为你提供实际有效的意见。如果你很长一段时间都感觉心情沮丧，请一定试试我们的方法。另外，你需要拜访一下私人医生，进行检查，私人医生会从医学的角度为你提供更专业的帮助。

我们相信，良好的情绪是美好生活不可或缺的一部分。大部分人会关注身体健康、饮食健康，闲暇时会去健身馆健身。人们认为这是非常自然的事情，

可一旦有人提出关注精神健康，人们就开始变得多
疑、害怕，似乎关注大脑的运作是匪夷所思的事情。
其实，这再正常不过了。这是感觉快乐、享受生活
的第一要素。

这本书是如何起作用的

这是非常实用的一本书。我们决心让你的生活发生
变化，令你心生欢喜。你必须做到对每章的内容了
然于心，理解必要的信息和技巧，这一点是非常重
要的。每个章节之间密切联系，我们建议你阅读的
时候，要按照一定的顺序阅读，而不是选择性阅读，
这样你才能体会书中的精神。本书开始提到的办法，
要比结尾提到的办法简单。请谨记以下原则：没学
会走路之前千万别想跑。按部就班读下去会让事情
变得简单一些。

这本小册子会指引你通过做事情让自己变得更快乐。
你会理解这样做的原因，并对自己进行检测。这不

是一蹴而就的事情，需要假以时日。千万别冤枉我
们。是的，书中有些方法的确能起到立竿见影的效
果，但不要高兴得太早，反复练习才是成功的保障。
认真考虑我们的建议，加以练习，将其融入你的日
常生活，我们确信你会笑逐颜开。

如何从书中获益最大

- 你需要尝试所有的策略，而不是匆匆一读而过。
  实践证明，这些方法都是行之有效的。相比其
  他方法，有些方法可能更适合你，可是你一定
  要尝试一遍，从中选择能够使你变得更快乐的
  方法。在本书中，我们提供的策略用符号 Ⓢ 表示。

- 改变坏习惯，形成新的好习惯，并不是一蹴而就
  的事情。据专家说，人们需要 21 天才会形成一
  个新习惯。所以你需要不断反复地练习这些策略，
  以形成长期的效应。

- 购买一个笔记本，来记录本书的内容。有些策略
  是抛砖引玉之举。打开笔记，检查你记录的内容，

检验自己的进步，这是多么鼓舞人心的事情。另外，养成做笔记的习惯能够增强记忆力，这样你对自身的改变，就能做到有据可循。

我们相信，你能够打败抑郁，击退伤心和低落的情绪。坏心情不是你必须接受和无法摆脱的事情。你能够掌控自己的生活。你想做出改变，迈出这一步本身就是个巨大的进步，你要为之骄傲。

目　录

01 | 情绪低落的真相

低落的情绪会严重影响我们的生活。在本章里，我们会向你解释何为低落情绪，它来自哪里，又是如何如鬼魅一样缠上你的。理解不快乐的情绪是怎样产生的，这是我们能够开心起来的第一步。

为什么我们会情绪低落

每个人都会有伤心难过、情绪低落的经历。这并不是件坏事情。阳光总在风雨后，不经历伤悲，怎能体会快乐？如果没有七情六欲，我们就不能被称为人类了。

情绪有高低起伏之分。画一条直线，一端是大喜，一端是大悲，我们的情绪总是在这条线上来回波动。这是关乎平衡的问题。如果你发现自己长久地处于不快乐的一端，就要好好地问问自己了。你深陷坏情绪的泥沼之中，难以抽身。你经历了不开心的一天，后来发展成一周，再后来是一月，甚至是一年。亲爱的，无论你有多久一直郁郁寡欢，你都可以扭转乾坤。你完全没有必要接受一成不变的情绪。

一旦你明白了这么做的原因和方式，你就处在了做出改变的有利位置。认识到自己正在囧途，并且希望做出改变，这是非常关键的一点。你不是一个人在孤军奋战，有成千上万的人和你一样，你并不孤独。

抑郁是个很古老的话题。早在古希腊时期，希腊哲学家希波克拉底曾经写道，长期的害怕和伤心会使人黯然神伤，厌恶食物、失眠、亢奋、坐立不安。直至今天，这一诊断仍经得起时间的考验，希波克拉底和他的门徒在两千多年前对抑郁症状的判断和今天几乎没有区别。

我们都有感知伤心的能力。相比其他人，有的人更容易感到不开心。有时没有任何原因，人们也会感到莫名的伤悲，有时是具体的事情，让我们心中戚戚然。抑郁不仅会从情感上影响我们，还会影响我们的思想、行为和身体感受。

医学手册诊断抑郁时，关注的是情绪对身体功能的影响——比如你的行为和思想发生明显改变。两周之内，抑郁的人会经历以下五种甚至更多种症状。其中一种症状必须是情绪低落、索然无趣、不开心。

- 情绪低落；
- 索然无趣、郁郁寡欢；
- 食欲减退；
- 无意识的动作增加，来回踱步，绞手或坐立不安；
- 疲劳、无精打采；
- 感觉自己毫无价值，陷入深深的内疚；
- 思考能力减退，无法集中注意力；
- 死亡或自杀的念头时时袭上心头。

这些症状会引起深深的抑郁，影响到人们社交、工作和生活的方方面面。有一点很重要，你需要排除其他原因，比如你服用了药物，或者个人的健康状况出了问题。这些均会影响你的情绪。

有关伤心

有些症状是由伤心引起的，同抑郁相比，伤心是头完全不同的野兽，它残忍地吞噬着我们的心灵。伤心会导致抑郁，可这是两码事。针对伤心，我们有不同的处理方法。当你最亲爱的人离开了你，你很伤心，伤心之余，请不要绝望，也不要摒弃这本书。在本书中，我们讨论的不是伤心，而是低落的情绪和抑郁。当然，我们同时也提供了应对伤心的方法策略，希望能够为你提供帮助。

是什么阻止你寻求帮助

在情绪低落的时候，女性更容易去寻求帮助，男性却不然。这也许是源于男性的社会错觉，在他们眼里，承认自身情绪出了问题是弱者的表现。也许他们认为，承认自己缺乏男子汉气概，或承认自己无法成功完成任务是件尴尬的事情。也许是因为，多年来整个社会都认为，心理健康问题应该隐瞒起来，不应为外人所知。如果你不是身体出了状况，甚至通过手术也无法解决，这都不能称之为问题，你大可不必为之惭愧。面对低落的情绪，男性和女性都会心生内疚。你现在要做的，就是要马上振作起来去面对问题。不幸的是，如果人长期陷于低落情绪，不经过治疗就很难有实质的改善。耳朵有了炎症，你会使用抗生素；肌肉疼痛，你会去做按摩。抑郁和低落情绪同样如此，我们需要做点什么，让自己开心起来。

工作是人们试图掩盖抑郁的另一原因。根据英国的心理健康慈善机构 MIND 的调查，在英国，在同一时间内，平均每六个人中就有一个人承受抑郁、焦虑、压力的折磨。尽管大家知道抑郁属于疾病，然而在老板和同事面前，承认自己有心理健康问题仍让人难以启齿。你因为情绪问题，而不是因为背部疼痛，被迫停止工作，人们会戴着有色眼镜去看你，想想这是多么可怕的事情。我敢保证，这种想法会慢慢使你发生改变，一定会改变的。英国成功发起一场抵制歧视心理健康的运动，在教育人们对情绪低落的认识方面，取得了惊人的成就。事实证明，你压根找不到一个从来不曾情绪低落过的人。我们的朋友、家人和同事中也绝对没有此类高人。

是什么使你情绪低落

我们对神经传递介质知之甚少。然而，大部分专家形成的共识是，我们不能简单地将抑郁归结为内分泌失调。大家都知道，药物会引发情绪低落。甲状腺功能障碍症会造成情绪低落。β – 受体阻滞药（治疗高血压和心脏病的药物）和抗癫痫药物的副作用，也会造成情绪低落。如果你认为真的有类似的情况出现，请去拜访你的私人医生。大部分情绪问题是由日积月累的压力，以及早期的人际关系创伤留下的问题所造成的。比如，你同父母或兄弟姐妹间的糟糕关系，也会造成情绪低落。

先天和后天的因素都会影响情绪。研究表明，基因也会影响我们对低落情绪的敏感度，尽管不是所有的低落情绪都由遗传造成。你的成长过程和成长方式会影响你的自信程度、处理问题的方式和处理情绪问题的能力。

我们对世界的信念、印象以及我们对自己和别人的看法在孩提时代就已经成形。这些信念是围绕自我价值、成就感和别人对你的接受度以及你被爱的程度形成的。当你还是个小孩子，你无从比较，你接受的都是父母和亲人传递的信息。有些孩提时代形成的信念容易使我们陷于低落情绪。假如，你从小形成一个印象，你是个丑陋、笨拙的孩子，这些想法，正如表面溃烂的伤口，经常不时地冒出头来，让你怀疑自己，认为自己不够好。后来，你从理性上认识到你并不愚蠢，也不丑陋，新的看法会逐步成为你人生中新的信念和认知的基础。

你在处理什么

生理、社会和心理因素都会造成情绪低落。也许这些因素正在影响你的情绪。我们给出以下一些例子。

心理因素

- 目前的压力：结束了一段感情，工作中遇到的问题；

- 你感觉无法招架，或者你压根不知道该怎么办；

- 你的性格，比如说，你非常敏感，喜欢指责别人；

- 发现生活中令你沮丧的事情，感觉无法成为心中期待的那个人；

- 沉浸于令人不安的记忆；

- 感觉无助、没有希望；

- 用消极的方式看待问题；

- 认为自己不值得被爱，毫无价值，能力不足。

生理因素

- 遗传了一种抑郁倾向；

- 身体对情绪变化反应敏感，比如说，面临压力时身体会感觉疼痛或紧张；

- 免疫系统薄弱；

- 身体健康出了问题。

社会因素

- 糟糕的社会关系；

- 缺乏归属感；

- 缺乏良好的医疗服务；

- 文化传统，比如遇到情绪问题时寻求帮助，或同他人谈论情感问题，是否为人接受；

- 糟糕的社会经济情况，如失业、贫穷，对未来的情况无法预期。

抑郁：不友好的疾病

艾米正在超市浏览杂志，突然，她感觉有人在注视着她。她慢慢地转过头来，看到有位女士正在走廊的尽头盯着她看。她意识到，这是加比，是几个月前在健身馆里认识的加比。她们相谈甚欢，一起闲逛，一起喝咖啡，一起开怀大笑。突然，不知道从哪一天开始，加比从艾米的生活中彻底地消失了。加比不再接艾米的电话，据艾米所知，加比也不再去健身馆了。艾米感觉被加比抛弃了。事实上，这比被抛弃还要糟糕，她甚至都不明白这是为什么。她们没有争吵过，艾米也没有另觅新欢。

艾米迅速地拿起杂志，开始浏览。她想给自己一些喘息的时间。

"喂"，有一个声音试探性地说，"我是加比。"

艾米点点头说："我知道，你好吗？"

"还好"，加比说，"我忘了你就住在这附近。"

艾米不知道说什么好，静静地站着，哂然一笑。

"我们再像以前一样，一起喝咖啡好吗？我们很久没有一起喝咖啡了。"

"一定。"艾米说。

"太棒了，再见。"加比说。加比转身去了收银台，艾米与她挥手告别。

艾米的消极思维方式：加比竟然向我做自我介

绍！难道我们的相识，对她来说毫无意义，转瞬即逝。她甚至都想不起我的名字。她是不是故意让我感受无地自容。她无视了我早先的邀请，现在又邀请我喝咖啡，毫无诚意可言。

事实真相：加比不知道艾米是否还记得她。如果艾米还记得她，她会认为艾米就是那个不辞而别的人。艾米看她的眼神很奇怪，情急之中，加比忘了艾米就住在附近，她脑海中蹦出来的第一个想法，就是向艾米介绍自己，来打破这尴尬的死寂。她知道，艾米给她发了几次短信，她都没有回复。那时候，她正陪着病重的父亲去医院检查，忙得焦头烂额，无意中忽略了艾米。现在想来，真是"此情可待成追忆，只是当时已惘然"。加比决定，以后的几周，她会给艾米发短信，邀请她喝咖啡。她希望，艾米能够欣然同意。她真的很怀念过去她们一起共度的美好时光。

低落情绪的影响

低落的情绪会改变我们处理信息。它会让我们以更加消极的方式去思考，会让我们联想到"损失""失败""毫无价值""没有人爱"这样消极的主题。我们的注意力发生偏移，过分关注让我们感觉不快的事情，以及那些证明我们做得多糟糕的事情；我们以偏概全，将孤立的事件作为所有事情都变糟的证据；我们花费太多的时间和精力，去细细咀嚼当前面临的困难，及令人心烦意乱的事情。

消极的思维方式，不仅会影响我们如何看待自己，还会影响我们以何种方式看待世界。我们的过去和未来交织在一起，周围认识的人，也只是我们所居住的这个灰蒙蒙的世界中的一名演员而已。有时我们揣测人们的行为，比如说，"我在电梯里遇到克里斯时，他没有冲我微笑。这一定是因为我搞砸了会议造成的"。

在认知行为疗法 (Cognitive Behavioral Therapy，以下简称CBT) 看来，当人的思维出现偏差时，会容易出现情绪低落的现象。这是自我评价的体现。当你情绪低落时，你会很自然地贬低自己的成绩，以消极的方式将自己和别人对比。你无法摆脱一面巨大的镜子，在这个镜子里，你只看到自己的失败，在你看来，消极的事件对自我价值的评价具有深远影响，却忘记了周围除了消极事件还有那么多积极事件。你把自己犯下的小小错误无限地放大。"我把这件事情搞砸了，我什么都做不好。我得到了一份新工作，只是因为和我不睦的那个人不想做这份工作。我喜欢的男孩子邀请我出去，这只是因为，我魅力十足的室友已经有了新男友"。你反复咀嚼过去的事情，沉浸在"如果当初不……现在也不会……"的问题上，走不出来。例如，你被解雇了，公司又重新分配你一份新的工作。你并没有从积极的方面进行思考——这是个崭新的开始，你早已经厌倦了旧工作。你陷入深深的自我怀疑，总是在思索，为什么你会被换岗，你认为自己还会再次被裁掉，这只是时间早晚的问题。更糟糕的是你总谈论那些容易勾起你伤心回忆的往事。你把这些伤心的回忆折射到大脑里，你担心刚刚摆脱的遭遇会像梦魇一样重新来造访你。

你就像个固执的宗教领袖，你固执地认为，周围的万物都是垃圾，而你就是万物之中心。

你的偏见包括以下内容：

- 低估自己的表现；
- 将具体的失败解释为命该如此——怎么所有的坏事情都发生在自己身上；
- 消极地和别人进行对比；
- 将别人的客观评价看作批评；
- 不相信自己能够改正缺点。

低落情绪的症状

在下文中，我们列举了低落情绪的一些常见症状。有些症状你很熟悉，有些症状你会感觉惊讶。比如，你是个不耐烦的人，你会认为斥责别人或对别人不屑一顾只是你性格的一部分，却没有想到，这是因为你没有达到自己的期望值，对自己深深失望，才会有此表现。人们往往将自己归结为"悲观主义者""焦虑患者",却从来没有追究其背后的深层原因。

大家不要被下面的列表唬住，恰恰相反，你要备感欣慰——你的反应和经历是完全正常的，每个人都有同样的经历。针对每个症状，我们都有相应的锦囊妙计。

低落情绪的常见症状

情绪或情感表现

□ 无精打采 　　　　□ 沮丧

□ 焦躁不安 　　　　□ 孤立无援

□ 空虚麻木 　　　　□ 伤心难过

□ 无法面对现实—— 　□ 百无聊赖

　　总生活在梦想中 　□ 没有兴趣

□ 无助 　　　　　　□ 缺乏耐心

□ 焦躁易怒 　　　　□ 恐惧

□ 愤怒 　　　　　　□ 焦虑

□ 处处设防 　　　　□ 内疚

想法

- □ 焦虑、消极
- □ 自我关注（整个世界都和我过不去 / 为什么这样的事情总是发生在我身上）
- □ 自怨自艾（都是我的错 / 我总是把事情搞砸）
- □ 和他人比较（她不会像我这样把事情搞砸）
- □ 感觉糟糕透了
- □ 怀疑自己处理问题的能力
- □ 无法集中精力
- □ 不喜欢自己——妄自菲薄
- □ 总是陷入反思（沉浸于过去的事情，不断地咀嚼）
- □ 凄凉、绝望
- □ 忧伤
- □ 有自杀倾向

身体反应

- □ 肩颈紧张、疼痛
- □ 肌肉痉挛
- □ 疲惫不堪
- □ 有睡眠问题
- □ 呆滞
- □ 笨拙
- □ 烦闷焦虑

行为表现

☐ 酗酒／抽烟／吸毒

☐ 暴饮暴食／没有食欲

☐ 拖拖拉拉

☐ 逃避

☐ 和别人冲突

☐ 注意力分散／无法集中精力

☐ 不再从事令人愉快的活动／不再照顾自己

☐ 无法恰当管理时间

☐ 很难做出决定

☐ 无故缺席、打退堂鼓（工作上、社交生活上）

☐ 健忘（忘记带钥匙／忘记锁门／忘记给别人打
电话／把钱包忘在家里）

☐ 总是寻求安慰

接下来……

我们猜想，这些事情虽然听起来耳熟能详，可也相
当恐怖。请不要惊慌失措。承认你并不快乐，希望

做出改变，是你能变得更加快乐的重要组成部分。很多人接受了坏情绪，认为这是生命中所不可改变的，屈从于命运，踟蹰前行。这样做毫无道理。你可以改变自己的感受。

本书关乎于你在日常生活中应该如何主动地以积极的姿态去思考与行动。将书中的技巧、策略收入囊中，贯彻到日常生活中，你就掌握了让自己变得快乐的奇妙工具。

温馨提示

√ 抑郁是可以治愈的。

√ 无论你多么孤独寂寞，你不是一个人在战斗。

√ 你能够改变大脑中的消极思想，以更加积极的方式去诠释问题。

02 | 认知行为疗法

认知行为疗法（CBT）是治疗情绪低落的几大实证治疗法之一。它可以提供一些让你更快乐的策略和技巧。在本章中我们介绍它是如何起作用的，以及为什么它能起作用。

认知行为疗法：不像听起来那么深奥

认知行为疗法是由艾伦·T.贝克博士于 20 世纪 60 年代率先提出的，目前被英国国家临床卓越研究所（NICE）推荐为治疗抑郁症、焦虑、失眠和强迫症（OCD）引发的各类紊乱症状的有效方法。

这种方法主要帮助你了解你所面临的问题，教给你应对生活中困难的策略。事实证明，它可以真正有效改善情绪低落，在书中你会看到各种技能和技巧，这些技能和技巧将会让你受益一生。用一句话来概括，认知行为疗法是关于"不管过去发生了什么，现在感觉不错"的疗法。不管你过去经历了什么，这些策略对你都会有用。它见效快，你无须花费很多时间。如果你全身心投入，几周之内就能立竿见影。

大量研究表明，认知行为疗法能够有效减轻抑郁症。认知行为疗法能够获得如此成功，博得人们的信赖，在于它能让人们在失控的情况下掌控局面。毕竟，你最了解自己，对不对？认知行为疗法教给你处理问题的基本技巧，可能的话，你自己也会成为一名治疗师。

相比其他类型的治疗，认知行为疗法治愈后复发率很低。一旦你开始尝试它，它将终生有效。虽然一些问题的解决策略不易掌握，需要通过不断重复和练习，然而一旦掌握，它会成为人的第二天性。生活就像是施了魔法一样，尽在你掌中。

"世上事物本无善恶之分，思想使然。"（莎士比亚《哈姆雷特》）

莎士比亚不只有写诗的天赋，他知道，重要的不是你遭遇了什么，而是你如何看待自己的遭遇。当你情绪低落时，你基本上也搞砸了自己的思想。你看待事情的方式会引发你的：身体反应，如紧张、耸肩、心跳加快；情绪反应，如低落、焦虑、生气、愤愤不平；行为反应，如骂人、躲开。

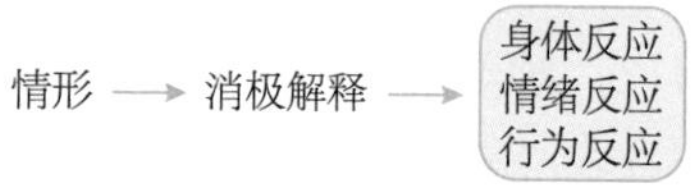

情形 —— 消极解释 —— 身体反应 情绪反应 行为反应

图 2.1　对事物的解释决定了各方面的反应

同样的事情，对于不同的人来说有着不同的意义。即使是同一个人，相同的事情，发生的时间不同，意义也不同。

当你情绪低落时，消极的情绪会使你做出特定行为，迥然不同于心情愉快时的反应。你会感觉很糟糕，事情也会向着坏的方向发展。例如，老板朝你大喊大叫，你也毫不示弱，朝他大喊大叫。情绪低落是一种可以自我证实的预言。你认为"一切都是垃圾"，那么你的行为也必然如此。糟糕或者出乎意料的行为表现不会解决问题，甚至会使问题变得更糟。

你是否熟悉下面的情形？

1. 周五下午，你收到了一封邮件。你需要在周一早上向公司的 CEO 做一份报告。你必须下班之前回复邮件。你万分焦虑，不知所措。他们为什么现在才告诉我？我怎么样才能完成它？这种事为什么总发生在我身上？但是，如果你是在周一早上收到邮件，要求你在一两天内向公司 CEO 做一份报告，你可以有时间准备，你会感到非常镇静。一切都在掌握之中。

2. 你的朋友打电话告诉你，他得到了梦寐以求的职位。你由衷地为他感到高兴。你知道他付出了很多努力，这对他来说意义非凡。但是，你禁不住想，为什么你还没有得到梦想中的工作，你已经申请了几个合适的职位，可幸运之神一直没有青睐你。你很沮丧，对自己失去信心。

3. 有人邀请你和朋友参加周六晚上的派对。朋友迫不及待地想去，而你却没有兴趣。白天，你刚和你的姐姐开了一次"危机会议"。她刚离婚，一个下午都趴在你的肩头伤心啜泣。你压根没有心思参加派对，你的朋友却特别想去，你感到自己有义务陪着她，进退两难。

不安的詹姆斯

詹姆斯站在城里一家酒吧的吧台，邂逅了朋友本。他很高兴地向本挥手，喊本的名字。本环顾四周，盯着詹姆斯看了一会，转过头去，要了一杯酒离开了。

情绪低落时的思维

"哦，本故意不理我！" →

身体：紧张
感觉：伤心，担心，不自信或者生气
行为：下次见到他我也视而不见

心情愉快时的思维

"他没戴眼镜所以看不清我。" →

身体：自然
感觉：自然，放松
行为：下次见面依然打招呼

就像是我们看到的这个例子，你的思维方式影响了你的感受，它极大地影响了事情的结果。消极的思维方式，会促使詹姆斯不搭理自己的朋友，还可能造成本来不必要的后果，本也许会以同样的方式回报詹姆斯，多米诺骨牌效应随即产生。他们以后会形同陌路，两个人都不知道到底发生了什么。

即使本故意不搭理詹姆斯，但只要詹姆斯走近本，问题就会迎刃而解，而不是两个人无谓的猜疑。

通过质疑你的想法，验证它们的有效性，你会有更多可行的选择，而不是消极的假设。你可以尝试以不同的方式解释你的经历，以全新和更为有效的方式对事情作出反应。下次你丢了家里的钥匙，进不了家门时，你不会立刻就这样想：

"这种事情总发生在我身上。" ——➤ 绝望

"我要在外边待几个小时，我会感冒的。" ➙ 焦虑

"天啊，我怎么又犯了这样的错误。" ➙ 生气

你要换个角度，这样想：

"幸好我邻居有备用钥匙。" ➙ 高兴

"幸好我穿得比较暖和。" ➙ 愉快

严重的恶性循环

如我们所见，情绪低落会造成严重的恶性循环。扭曲的思维会形成消极的预设，你会为自己的行为感到焦虑、内疚，表现出对事情没有兴趣、没有耐心，进而责备自己软弱无能，这只会使事情恶化。更严重的是你会找到证据来佐证自己的感受。就像下面的例子，你会告诉自己："汉娜故意跑过马路，避开我"。实际上汉娜只是避开汽车。认知行为疗法打破了上述行为定势，让你重新掌控自己的情绪。

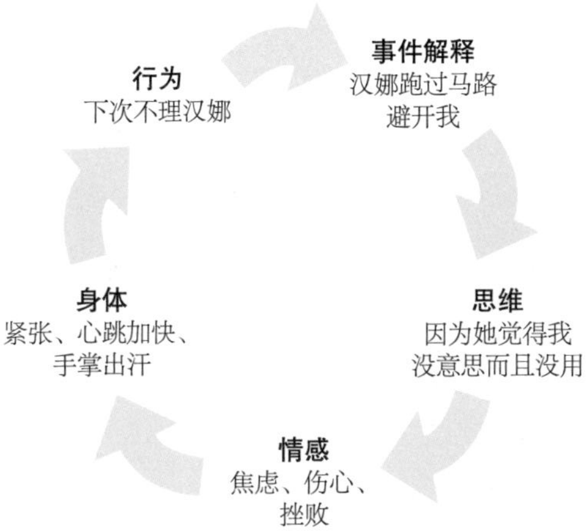

行为
下次不理汉娜

事件解释
汉娜跑过马路
避开我

思维
因为她觉得我
没意思而且没用

情感
焦虑、伤心、
挫败

身体
紧张、心跳加快、
手掌出汗

图 2.2　对行为的理解和解释会带来怎样的后果

获得良好情绪有两种方法——改变你的思维方式（认知）和改变你的行为方式（行为）。认知行为疗法双管齐下。这个疗法的关键，在于怎样让你的思维质疑消极的偏见和曲解，形成更基于事实的想法。

连锁反应

认知行为疗法通过评估行为，鼓励你做更多让你感觉良好和快乐的事情。你能更好地认识到悲伤的思想，远离它们。你通过判断它们的合理性，意识到有些想法真是愚不可及。你心里全是糟糕的想法。但是，如果你能做到客观思考，并且扪心自问："那是事实吗？"或者"那可能吗？"你就会感觉好些。消极的思维模式对你毫无用处，你要毫不留情地摒弃它。

如果你真正想做出改变，需要持之以恒的练习。用不同方法来进行试验，是强化上述观点的唯一途径。我们的重点在于解决问题，改变生活。这是个试错的过程，只有在不断的试错中，你才能成功。如果你感觉第一次不好用，就调整一下，再来第二次。几个回合下来，如果你还没有找到适合你的方法，没关系，你可以试试别的方法，总会找到最适合你的。

认知地图

下面这个简单的图表叫做认知地图。在整本书中，我们会集中讲述以下四点——行为、情感、身体反应、想法。认知地图遵循着固定的基本原则——行为、情感、身体反应、想法之间是相互联系、相互依赖的。

你可以从想法、行为、身体反应中选取一个切入点，专注于其中任何一个，改变它，就会对情绪产生积极的影响。人们会对酗酒或吸毒的人采用介入治疗。让他们围坐一圈，鼓励他们直面生活。其中的道理是一样的。不同的是你面对的是你的想法、行为和感受。你要干预它们，使消极转化为积极。只要你改变其中的任何一个，比如，你的行为，或你的想法，其余的，只要稍微努力，都会随之发生改变。

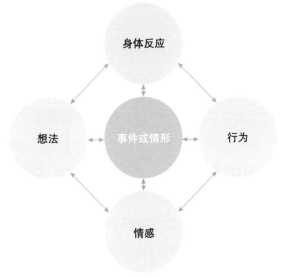

图 2.3　基本认知地图

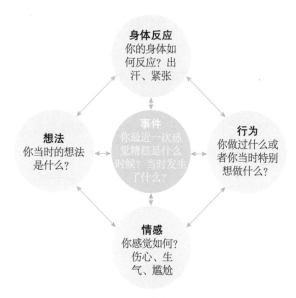

图 2.4 结合具体事件的认知地图

你可以选择等待快乐，但谁知道需要等待多久呢？关注你自己的认知地图，会促使你重新评估形势，摒弃消极的想法，选择合理的解释。你可以调整日常行为，来获得成就感，不要因善小而不为，哪怕只是小小的倒垃圾之类的事情，都能让你获得满足。专注于你感兴趣的事物会让你感觉良好。思维和身体的感受同样如此。你可以选择性地专注于其中的一方面，比如想法或身体反应，这都会对情绪产生积极的影响。你会如沐春风，心生欢喜。

Ⓢ 策略：你自己的认知地图

想想最近一次你感觉不开心的经历，试着形成自己的认知地图。这个练习能让你认识到你对事件的反应，并有意识地将你的想法、行为、身体和情感分开。它们不再联手起来，让你感觉不开心。把它们写下来是采取行动的第一步，可以帮助你理解发生了什么。

Ⓢ 想法不是事实——生活的新法则

这个法则听起来非常简单，并且符合逻辑。但令人惊讶的是，在生活中我们频繁地把没有经过分析的思想臆断为事实。你所考虑的事情，只是一个想法，一个假设，一个意见。除非你有无可争议的证据来支持你的理论，否则它就只是一个想法而已。花时间评估它们之前，不要相信自己的消极想法。我们认为，如果你重新评估它们，你就已经承认事情有可讨论的余地。

莎拉的疑问——她应该如何思考呢？

莎拉去卫生间。她听到两个人走进来有说有笑。她听出是克莱尔的声音。"你读过玛丽关于"她"的邮件吗？太可怕了！"克莱尔说。"是的"，另一个女孩回答，"玛丽吓坏了，玛丽害怕她是不是不小心把邮件发送给'她'了！"

莎拉当时的第一感觉是："他们正在谈论我，她们口中的'她'就是我自己。"

- 这时，她的身体、情感和行为反应陷入过度恐慌中，她心跳加速，手心出汗，试图调整一下呼吸。

其他想法，"我觉得她们都在谈论我。"

- 莎拉停了一会儿，开始寻找证据。最近她与玛丽有争论吗？自己做了什么事，会促使玛丽要写一封愤怒的电子邮件吗？玛丽与莎拉和克莱尔两个人的关系怎么样？

只要莎拉认识到这是一个想法，而不是一个事实，她就能花点时间弄清这两个女人是否在谈论她。

她需要时间来整理思想，从而得出真实的结论。

无论何时，当你发现自己所想的事情似乎就是事实的时候，不要擅自臆断，停下来分析分析。记住"想法不是事实"，这将阻止你盲目下结论，避免过激的行为。这是一个非常简单的练习。这类练习将会贯穿本书的始终。

温馨提示

认知行为疗法将帮助您：

√ 检查日常行为，获得最大成就感。你要做更多你喜欢的事情，哪怕从诸如"洗衣服"这样的小事情开始。

√ 反思相互矛盾的想法和解释。

√ 运用书中介绍的技能和策略，改变你的处境，让你感觉更快乐。

03 | 改变你的行为

行为 影响着思想、情感及身体反应，你能意识到自己有哪些消极的行为模式，你可以努力改变它们，多做让你感到快乐的事情，少做让你感到不开心的事情。

消极的危险

在第 2 章的图表中你已看到，你的行为、想法和感受是相互联系的。想想最近一次你偶然听到别人谈论你的经历，当时你愤怒极了，差点对人性绝望。我敢打赌，你当时不是翻白眼，就是在狠狠瞪着别人。你看，你的身体反应和你的想法相通，反之亦然。很奇妙，对不对？

当你情绪低落时，你会对周围发生的事情失去兴趣，变得懒散。即使很小的事情也不愿意亲为。日常的一些任务，如洗漱、收拾出门、起床、淋浴、穿衣服都变得费力，让你疲惫不堪。一想到这些事情你就诚惶诚恐。你不再做你真正喜欢的事情，好像它们都没有意义。最后你什么都不做了。你早上需要苦苦挣扎，才能从床上爬起来，久久不愿意离开家门，很小的事情都变得难以应对。就像滚雪球一样，你拒绝那些能带来成就感和幸福感的事物，结果便错过了改善情绪和获得快乐的机会。

虽然这不是你的错误，但是你一旦开始放任自流，行为懒散，生活就会变得单调和无聊，只剩下上班、看电视、做家务和睡觉这些必须的事情。你总想睡觉，这不完全是身体上的需要，你感觉很累，更重要的是你情感上产生一种渴望，希望通过睡觉逃避周围的一切。你很少和朋友家人联系，甚至压根都不联系，你失去了支持与帮助。你什么也不做，你有大把的时间思考那些让你烦忧的事情。更重要的是，你深深自责——没有完成既定目标，你让自己和别人失望了。你脑海里一直萦绕着"我又懒又无用"的想法。你感到心有余力不足，无法掌控自己的生活。

难怪你感觉如此糟糕。但是不用害怕。只要采用一些简单的步骤和策略，你就会消除这种行为模式的破坏性。重要的是你要了解你的生活受行为方式的影响——不管是积极的还是消极的。只有这样你才能认识到哪些行为会让你感觉良好，并且让它们成为你生活的主要部分。

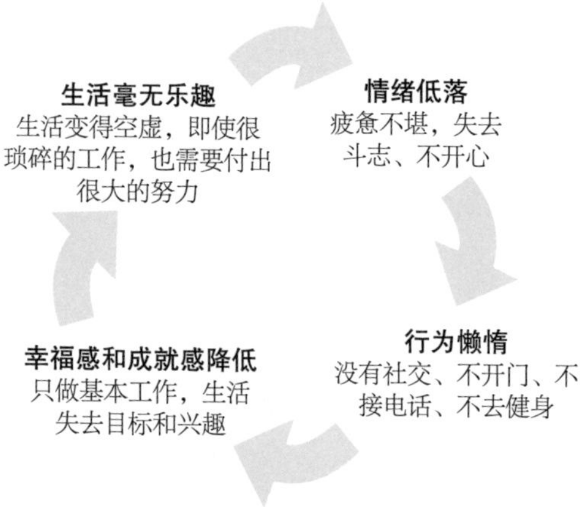

生活毫无乐趣
生活变得空虚，即使很琐碎的工作，也需要付出很大的努力

情绪低落
疲惫不堪，失去斗志、不开心

行为懒惰
没有社交、不开门、不接电话、不去健身

幸福感和成就感降低
只做基本工作，生活失去目标和兴趣

图 3.1　情绪低落的恶性循环

安娜的焦虑

安娜最近总感到不舒服。她无精打采，开始时她以为这是感冒的后遗症。她总是萎靡不振，容易疲惫，她百无聊赖，总想发脾气。她是个高档咖

啡店的咖啡师，如今在她的眼里，工作变得微不足道。谁会在乎咖啡煮好没有？谁会在乎该死的咖啡豆是哪产的？她才不在乎呢。

她开始拒绝朋友的邀请。最近她闭门谢客，朋友们知道她情绪不好，不停地问她。她又给不出具体的理由让她们满意。其实也没什么大不了的事情。她就是不开心。但是她怎么能这样告诉她的朋友呢？所以她告诉她们没什么。实际上，当她们接受这个借口的时候，她感到很轻松。

几周后，安娜仍然没有出现。朋友们开始询问原因，是否她们做了什么事让她不高兴。安娜感到内疚，所以她同意了朋友们的安排，但最后一刻又放弃了。"我要加班""我迷路了""我没赶上火车""我在路上扭伤了脚踝"，她想出了种种蹩脚的理由。

她呆在家里，一边看电视一边思考。她感觉自己生活得很糟糕，还不够朋友，她深深自责。她失约于朋友，又不关心自己的工作。

每天早上，她把自己拖下床去上班，浑浑噩噩度过一天，然后回家看电视。时间越长，她感觉越糟糕。最容易做的事情莫过于睡觉了。只有睡觉才能让她好受些。

⑤ 根据自己的行为构建认知地图

你已经了解安娜的情况，你可以用同样的方法，对自己的情况进行评估。想想最近一段时间，你有没有本来打算做或一直想做，最后却没有完成的事情，你想晚上和朋友约会，想去健身，去看老人，想去参加很喜欢的俱乐部，可你什么也没做。你要坦诚地面对自己。内心深处，你知道自己应该做，可你没有。你感觉分身乏术。

你错过了这些想做的事情，你的情感和身体上感觉如何？你当时在想什么？事情发生了，而你不在场，你会怎么想？如果你需要帮助，请回顾下第2章中认知地图中的问题。把它们写下来，你就会发现你的行为模式。这些消极的反应相互依存。你的行为模式是可以改变的。

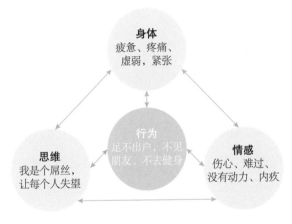

图 3.2　安娜的认知地图

不开心时的行为表现

安娜的情况可能和你不一样。每个人的情况都会不同，表现各异。有些人情绪低落或内心绝望时的表现和安娜恰恰相反。他们不仅没有把自己封闭起来，反而成为各个聚会的核心人物，成为一个爱交际的人。不管什么邀请，都会欣然应邀。"和不喜欢的人在沼泽地里泛舟？没问题。"他们不管是什么，只要能把自己的时间安排得满满的，就会不假思索，全盘接受。

如果朋友圈里恰巧有人推荐，他们甚至会染上嗜酒或吸毒的坏毛病。酒精和毒品能让人自信心爆表，神采奕奕。你不开心的时候，这些所谓的好朋友会安慰你，让你感觉心生暖意。他们会花几个小时怂恿你酗酒或吸毒，从此你就迈进了罪恶的深渊，一发而不可收拾。

如果你感到情绪低落，酗酒和吸毒只会使问题恶化，加深内疚感。你会表现得很反常，你记不住自己做过或说过的事情，压根也不想记住，你不敢承认自己已经失控。你唯一能做的事情是什么？继续喝酒和抽烟。英国国家卫生服务机构估计，英国有 4%的女性和 9% 的男性有酗酒的倾向；而在美国，美国国家酒精滥用研究所发现，28.8% 的女性和 43.1%的男性可以被判定为酗酒。酗酒的标准是，一年中至少有一次在两个小时内喝完四到五瓶酒。当然，喜欢喝酒不会使你成为一名酒鬼，你喝得过多只是在掩盖更深层次的问题。如果你每天晚上（或者早上）回到家，情绪并未好转，不管你的夜晚如何美妙，你都应该思考一下行为背后的原因。你不可能长时间保持社交热情，天天和狐朋狗友在一起酩酊大醉，这时安娜的行为就成为了你生活的翻版。你不再出门，把自己雪藏起来。你从一个极端走向另外一个极端，这会让你的朋友大跌眼镜，你自己都接受不了如此大的变化。

控制消极行为：制订一份活动日志

认知地图告诉你，你的行为和你的感觉、思维息息相关。所以，我们可以保证，改变你的行为，可以让你更快乐。

制订一份活动日志。在这本书中，我们会要求你记录下自己的行为，观察自己的改变。一定要确保完成一份日志后，再开始另一份日志，这样两者才不会交叉重复。持续记录一星期后，细细看一看。这非常简单。你只需要写下每天干了什么，然后给你当时的情绪打分。分值在0~10分。0分是极差情绪，10分是最佳情绪。你给最喜欢的活动打个E，给带来成就感的事情打个A。不要小觑小事情，不要认为它们微不足道。如果你喜欢吃早饭，就打个E。如果你不太喜欢茶歇时间，就打个F。如果早上起床冲个淋浴会让你感到很有成就感，就打个A。

这个日志不是别人如何评价你的生活，而是你如何评价自己的生活。你每天要做很多事情，起床和淋浴并没有多大的成就感。但当你情绪低落，你的身体和你的思想都严重抵触时，它们的意义就不一样了。你不应该低估自己。你要知道你挣扎着度过一天有多坚强，是时候给自己一些表扬了。

这个日志让你面对自己每天的生活，让你看看自己究竟干了什么，你的感受又是如何。我们一生中很多时间都茫茫然，不知道自己干了什么。你有没有这样的经历，你沿着自己熟悉的路，开了很长时间的车，到达目的地后，却不记得怎么到的。那是因为你像台自动运行的机器，不注意自己周围的环境，不注意自己身边的人和你自己。这很危险。你可能都不知道开车上班让你很不开心。因为你讨厌上班，这实际上是你一天中情绪最不好的时刻。你日日如此，压根都没有注意自己的感受，就只顾着不开心了。这个表格会让你直面自己的一天。

在下面的表格里，我们拿周一举例，你也可以按照自己的情况，建构新的表格。时间单位为小时。

如何填表：

1 写下你做过的事情。

2 按照 1~10，给自己的快乐程度打分。

3 把你喜欢的事情记录下来，打个 E。

4 把富有成就感的事情标示出来，打个 A。

	周一	周二	周三	周四	周五	周六	周日
早上	起床 0；淋浴 3；吃早餐 4；开车上班 0；到达单位 0；喝咖啡 4E；看电子邮件 5A；工作 5						
中午	去常去的咖啡店 7；点每天必点的三明治 7；吸了一根烟 7E；回到办公室 2；浏览网上名人的八卦新闻 6E；回复朋友的邮件 7A；喝咖啡 7						
下午	工作 5A；下午三点喝茶 7；五点钟下班 8						
傍晚	开车回家 5；用微波炉热饭 4；吃饭看电视剧 5；潜水关注脸谱网的状态 4						
夜晚	十点钟睡觉 3；辗转反侧 0；最后半夜一点才睡着 4						

在这一周内，尽可能详尽地记录你的日常活动。完成时，回答以下问题：

- **你这一星期的情绪平均分是多少？**

你需要把所有的数字加起来取平均分。这是个平衡点。当你感觉快乐时，你的分值会在平均分的基础上提高。你在读本书的过程中可以随时回头看看，你会发现你的情绪得到了改善。

- **你什么时候情绪不错？什么时候情绪不好？**

对于大部分人来说，早上是情绪最不好的时候。起床之后，你的情绪会一点点好转。在早上这个情绪最糟糕的时刻。你需要极大的自我激励才能起床。躺在床上胡思乱想，你就更不想起床了。这就是为什么闹钟上的"贪睡"按钮是那么可怕。

- **情绪好和不好时你都做了什么？**

在一天中，情绪会浮动。情绪不好并不意味着一直那样。懒散拖沓只会使情绪更糟。积极去做你能做的事情，即使是你害怕的事情，也会让你感觉好些。

● **日志上有多少 E 和多少 A？**

注意下你标识过的事情。这会帮助你认识自己喜欢做的事情，从而给人一些成就感。当你做这些事情的时候，你的情绪分值也会升高。如果你的分值总没有 E 也没有 A，重新评估你的表格。如果一周内都没有自己喜欢做的事情，那么你就要务实些了。问问自己：你最不讨厌的是什么？什么让你感觉不那么差？即使你不太喜欢，喝一杯茶或热咖啡也不那么讨厌。那么就在这些事情上写下 E。从小事情做起，不要不好意思。

● **你的睡眠时间有多少？**

研究表明，成年人每晚睡 6~8 个小时就可以保持良好的身体和精神状态。如果你通常的睡觉时间少于 6 个小时，或者整晚都辗转反侧，这会对你的情绪产生极大的影响。事实上，睡眠很重要，我们甚至为此写了一本书，叫《告别失眠的折磨》。我们在第 5 章中也提到了一些帮助你睡觉的策略。

每天看一下自己的活动日志，可以让你知道什么事情让你感觉不错，以及背后的原因。如果你持续感觉情绪低落，你会忽视你情绪的峰值。重要的是，你知道了什么事使你情绪低落，以尽可能少做它们，或者你也可以对比让你情绪低落的事情和你喜欢做的事情，保持一个平衡点。如果你能井井有条地安排一天的事情，你就可以做更多积极的事情。

接下来……

在你的笔记本上写上："行为有好坏，人生必不败。"当你感到担心，或者为你所做的事情百般纠结，就拿出来读读。它会提醒你，你的行为并不代表你的为人。你做的事情可能很糟糕，但并不代表你很糟糕。你的行为不会决定你的人品——你可以选择改变。

温馨提示

√ 你的行为影响你的身体、情绪和思维，积极行为会产生良好的效果。

√ 懒散会导致消极，做自己喜欢的事情，会产生幸福感和成就感。

√ 认识哪些事情让自己快乐和悲伤，是改变消极行为模式的第一步。

04 | 把时间留给自己

要想更快乐，有一个关键因素，那就是充分利用自己的时间。多做些让自己感觉快乐的事情，少做或不做让自己不开心的事情。改变你的日常行为很简单，但却是让你感觉良好的有效途径。

是改变的时候了

当你完成第 3 章所建议的活动日志时，你会发现什么是你真正喜欢的事情。我们说过，事情的大小并不重要，不要以为小事就不能使你开怀，当然小事不会像赢了五百万彩票那样令人高兴。重要的不是让你知道什么让你开心，而是明白什么让你不开心。现在你知道了是什么事情使你情绪低落，你可以给自己三个选择。

1 让它们从你的生活中消失；

2 做更多你喜欢的事情；

3 改变你的处理方式，改变你的感受。

我们以开车上班为例。如果你在日志中给开车上班打了 0~3 分的话，那么一切照常规进行会是问题吗？不仅你的身体，你的精神已经习惯了开车上班这件事情，你对周围的环境和你做的事情也视而不见。你大脑里充斥的是你不想上班，不想坐 8 个小时的班。这只是你上班路上的一点点不愉快，你却把它永久地定格下来，纠缠不休。

那么你应该怎么办呢？

现在你知道你可以改变，我们给出了下面一些办法：

- 换一条路线，你就会注意你的行车路线。你不得不关注周围的事物，而不是只沉浸在自己的世界中。
- 车上放一些光盘，边走边听，暂时把工作放下。
- 把手机调成静音，上班的路上减少工作打扰。
- 路上做一些你喜欢做的事情。如果你喜欢喝咖啡，带一个保温杯。
- 多关注车里的自己。注意自己的呼吸，做事情时跟自己说说话，如"我现在要换挡了""我想左转"，这样可以让你保持清醒，思维放松。（在第9章中我们会解释这种思维形式。）

- 打开车窗，无论什么天气，尽情呼吸一下新鲜空气。

- 如果可以的话，干脆就不开车了，你可以选择其他的上班方式，如乘坐公交、火车，骑自行车，或者采用最原始的方式——走路。打破平淡乏味的行为，也会打破思维的平淡乏味。

不管是什么样的情况，你有很多方式来改变你的行为。它们会阻止你思考生活中不愉快的事情。正如上文开车上班的例子，你可以从日志中挑出让你感到最痛苦的事情，找到其他的处理方式。对日常生活中的事情，哪怕一个微小的改变，都会产生巨大的积极作用。

记录活动日志时，你有时会因为自己的悲伤情绪，责备自己。既然你知道了自己什么时候心情不好，就不要苛责自己了。虽然你并没有意识到，但我们可以保证，你会因为自己的懒散而训诫自己。现在你知道了什么时候感觉最糟糕，就别对自己要求太高了。不用因为心情不好而使自己感觉也不好。

自我救赎

我们从小就被别人灌输"要对别人友善，要学会分享，要尽力帮助不幸的人"等观念。现在呢，请抛弃并忘掉这些观点，你现在最需要做的事情是照顾好自己，把时间留给自己。

善待自己是感觉良好的捷径。心情不好时，你通常不会在自己身上花费时间。更具有讽刺意味的是，你甚至觉得私人专属时间是你承受不起的奢侈。虽然你会一连几个小时，一个人坐在沙发上什么也不做，只是思索着你有那么多让人失望的地方，自怨自艾。

有些人的角色就是"倾听者"，倾听别人的顾虑和担心，甚至觉得将自己的问题拿去和别人分享，是种自私的行为。你或许就是这样的人。有时候你讨厌自己的朋友，你觉得他们无法与你进行真正的交谈。事情的真相是，你自己不肯把重大事情与朋友分享。这样对你来说太不公平了。

你必须让自己的时间也变得积极起来。增加日常生活中的私人专属休息时间，能够提高效率，改善情绪。的确如此。不管是工作上还是思想上，你都需要给自己安排休息时间，达到放松的目的。人不能长时间处于紧张状态。独自发呆，不停思考自己悲伤的原因，这些并不能让人放松。你需要主动参加你喜欢的一些社交活动。主动约朋友出门，这比被别人拉去玩，要来得更开心。

⑤ 私人专属时间的认知地图

从活动日志中找出一件你喜欢的事情，填在下面的认知地图（见图 4.1）中。围绕这件事有两项活动方式，一种是你自己单独做，另一种是和别人一起做。看一下行为方式对你的情感和身体有什么影响，你当时的想法是什么。我们在下面的内容中安排了一个例子，可以帮助你开始行动。

最近的研究发现，每天至少做一件快乐的事情，会持续改善你的情绪。研究者发现，人们进行社交活动，和家人朋友相伴的时间越长，身体越敏捷，思维越活跃，越容易学习新事物，越容易感觉快乐。你需要在一天中至少安排一项这样的活动。当你完成的时候，你不仅感觉良好，还会你对第二天及以后的日子有所期待，你会感觉更好。你正在建立积极的行为模式。不管这些活动有多么微不足道，哪怕在工作中多安排一些喝茶的时间，都会让你感觉身心放松。当你知道你可以积极主动地进行改变，你就可以更好地控制自己的情绪。下面的一些策略会帮助你将更多令人愉快的事情写进活动日志。

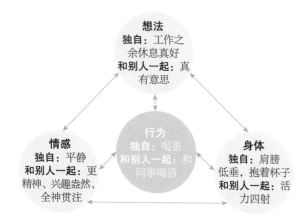

图 4.1   不同行为方式带来不同的结果

⑤ 规划乐趣

这里我们必须警惕强加给我们的"好时光"。强加给人的团体活动只能令人生厌，你压根不想同一群傻瓜一起，随着哨子做统一的动作，想想多无聊啊。你要做好计划，安排好一周你喜欢的活动，这一点至关重要。下一步就是建立新的活动日志。在开始新的日志之前，需要保证把旧的日志完成。每天至少安排一项让你感觉良好、或者还不错的事情。要从思想走向实践，就要详细计划，安排好日子和时间，而不是单纯的想"下周我有时间时就做"。例如，你不要写"会见朋友"，你要写成："星期一下午 5：30 在咖啡店见麦克"；或者如果你喜欢慢跑，可以在周一和周五下班之后安排一下。如果你喜欢散步，可以周二趁午休时去喜欢的花园里散步，等等。努力想出更多让你开心的事情，你会发现生活充满趣味，令人感觉轻松愉快，还带点小兴奋。不管事情的大小，专心做好你擅长的事情会让你感觉良好。下面一些想法会对你有所帮助。

- 如果你喜欢在时尚的咖啡店喝浓郁的咖啡，午休时找时间去一趟。
- 社会支持很重要。约朋友吃饭，预定好餐桌。你可不希望临时取消。
- 晚饭可以吃你最喜欢的墨西哥卷饼，一口一口地品尝。
- 上班路上听好唱片。
- 运动。它能让你活力充沛，提高效率。
- 做义工。没有人会拒绝接受帮助。帮助别人可以极大地提升你的自信。

- 看看活动日志中情绪得分较高的活动。在你情绪变坏之前，想想你喜欢做的事情，或者尝试去做你一直想做的事情，比如绘画、打网球，加入读者俱乐部。

一旦你打定了主意，就写进活动日志，一定要持之以恒。完成了本周的活动，继续安排下周每天的活动。一次不要完成太多，否则你会招架不了。我们想帮助你，而不是让你徒增烦恼。你一定要保证自己有时间完成，否则就会给自己徒增很大压力。记住，有意义的活动可以是"读一本自己喜欢的小说"，什么都行，只要你喜欢。如果你发现不太好安排，你可以把这些活动分成"简单""中等""较难"，然后从最简单的开始。

你可以根据一周内每天完成的任务，来监测自己的情绪。正如第 3 章中写的第一份活动日志那样，情绪可以按照按 0~10 给分，0 分代表最悲伤，10 分代表最快乐。你可以给喜欢的事情打 E，有成就感的事情打 A。本周结束后，检查下自己的日志，评估一下现在的感觉。

- 与第一次写活动日志相比，你感觉好些了吗？
- 你新的情绪平均分是多少？
- 你的生活是否更有乐趣，更富有成就感？

如果你感觉良好，恭喜你，这是个好消息，你向幸福迈进了一大步。如果没有，也大可不必担心。想一想为什么没有效果？你是不是安排的活动太多了？你是不是没有均匀分配活动的难易程度，选择了太多"较难"的活动？如果哪一天你感觉能比平时好一些，哪怕是稍微一点点，那也是进步。

事实上，开始改变是最难迈出的第一步，一旦你开始了，继续下去就会变得很容易。你可以把自己想象成一辆汽车，或许是阿斯顿·马丁"征服者"，需要很大马力才能发动起来，但一旦发动，加速和换挡就会变得很容易。

面对你的恐惧

如果你对改变习惯性的想法有所畏惧，拿出一张纸来，记下做出改变的好处和坏处。写下你要做某件事的原因，及面临的困难。例如，你想参加一个绘画班，却苦于没有时间。

好处

- 结识新朋友；
- 学习新技能；
- 激发绘画热情。

坏处

- 每节课都需要两个小时，我没有时间；
- 会增加开销，我正在节源开流；
- 我担心学不好。

通过比较，你会意识到学画的好处远远大于坏处。当你觉察到思想中潜在的绊脚石，要努力清除这些障碍。你可以在家附近的地方选择学校，时间不够，无法学习两个小时，就选一个小时的课程；资金不够，就找一门比较便宜的课程，或者和老师商量一下，通过提前付款的方式让老师给你打个折扣。一旦你全身心投入，就能做到无畏无惧，一旦开始上课，你就不会像之前那样畏首畏尾。你可能会紧张你要怎么做，你是否适应，是否有进展，这都很正常。每个人尝试新事物时都会有同样的反应。只有克服了最初的恐惧，你才算真正的开始，迈出了第一步，你就打赢了这场战斗。

温馨提示

√ 有时候自私也无可厚非。不去做你不喜欢的事情，或者少做你不喜欢的事情，努力在你做的事情和你喜欢做的事情之间取得平衡。

√ 寻找克服困难的方法。小改变会带来大不同。

√ 每天进行一项自己喜欢的活动，你会动力十足，充满希望。

05 | 体能教育

人的 心理健康在各个方面影响着身体健康。这里我们将会剖析，身体是如何深深地影响着情感、思想和行为的，同时提供一些策略，让你的身体和精神都更加快乐。

体能教育

情感和身体紧密相连，情绪低落时，身体会对大脑发出的信号，做出反应，使能量降到最低点。即使什么也没干，睡眠也很充足，你还是会感到疲惫不堪。你无法集中精力，烦躁易怒，坐立不安，记忆力减退，性欲消失。抑郁还会影响你的胃口，使你变得毫无食欲。它还会引起头疼、背痛和消化问题。身体上的问题更容易得到重视，很多人看医生时会提到他们的偏头痛、各种疼痛及痛苦，却对引发这些问题的深层次的心理问题绝口不提。

不仅如此，睡眠也受到了破坏。有人凌晨时分依然很兴奋，有人晚上或一早醒了之后就再也睡不着了，这会直接导致失眠。你浑浑噩噩，猛然睁开眼睛，发现自己趴在键盘上睡着了。睡眠不足会让人的精神和身体异常疲惫。

你总感觉自己被一辆愤怒飞奔的大卡车撞到了。这无疑会对你的情感、思维和行为产生影响。这种痛苦永无止境。但你不要担心，你可以安然脱险。

慰藉性暴饮暴食和节食

不要通过改变饮食习惯来进行自我治疗。暴饮暴食或节食都会影响身体健康，相应也会影响精神面貌。如果你比平时吃的少，身体所能依靠的食物和能量就会相应减少，要想保持身体正常运转，你会感觉力不从心。就像你用脚踏板发动汽车一样，身体会感觉动力不足。如果摄入的糖分不够，你会头疼和疲惫；如果暴饮暴食，糖分会发生紊乱，你会感到行动迟缓，胃口发胀，恶心呕吐。《美国精神病学杂志》刊登的一项研究发现，过多食用垃圾食品，更容易情绪低落，甚至抑郁。

神经性厌食症和神经性贪食症

如果你很长一段时间以来吃得过多或过少，饮食就可能发生紊乱。你很有可能产生厌食症，严格控制摄入的食物；也有可能产生贪食症，暴饮暴食后，又发生呕吐，后来发展成节食。

饮食紊乱是一个有关控制的问题。你发现你可以控制自己吃多少和吃什么。你会通过这种方式转移注意力，逃避痛苦和压力。亲爱的，这样做无济于事。虽然你控制了食物，却无法控制情感和身体。你并没有真正解决问题。如果你心情不愉快，你想通过吃垃圾食品，或者通过节食，来缓解自己焦虑的情绪，实际上这样做是在惩罚自己的身体，这是种自残行为。这样做只会让你感觉自己一无是处，更加痛苦。

如果你出现了饮食问题，请告诉医生。他们会对你的情况进行分析，提供专业的治疗。

饮食建议

- 吃全麦或者富含碳水化合物的食物，糙米和豆类就很不错，它们会增加"快乐"的血清素，改善你的情绪。

- 多吃维他命 B。一些绿叶蔬菜、柑橘类水果都富含叶酸。叶酸不仅可以帮助身体分解氨基酸，而且足量的叶酸还可起镇静作用。

- 喝酸奶。研究发现，增加钙的摄入可以改善情绪。

- 吃三文鱼。三文鱼是富含 Ω-3 脂肪酸和维他命 D 的几种为数不多的食物，摄入它们可以增加大脑中的血清素。

- 吃些坚果。它们含有 Ω-3 脂肪酸和镁。镁可以调节血液中的糖分来稳定情绪。它还帮助你睡眠，提高新陈代谢和改善循环。

正确的饮食是身体和心理感觉良好的安全保障。

让我们动起来

原始人发现，追逐一头大象之后，虽然腿部稍有疼痛，浑身却感觉很舒服。打那个时候开始，人们就了解了运动的好处。这是事实。运动会让你感觉良好，它能让你活力充沛，提高你的效率。认知疗法和团体疗法都把运动作为解忧的良药，用来减轻抑郁症的症状。研究发现，运动开始 10 分钟后，情绪会有所改善，20 分钟后达到顶峰。科学家通过研究运动和抑郁两者之间的关系发现，如果受试者连续七周每天走路的话，即使五个月之后他们继续以前的生活，仍能感觉活力四射，心情愉悦。

什么是内啡肽

运动让你感觉快乐。这不仅是因为你采取了积极的行动，而且是因为，运动时身体会释放一种叫内啡肽的化学物质。它们是由大脑产生，能够让人感觉良好的荷尔蒙，这种荷尔蒙可以作为镇痛剂减轻人的痛苦。神经系统分泌出内啡肽后，会通过身体向人传递一种幸福的感觉。锻炼可以释放肾上腺素、血清素和多巴胺，这些都是"快乐家族"的化学成分。是的，身体很累，精神很好。

运动的良好作用

- 提高内啡肽的水平；

- 提高幸福感；

- 增加自信；

- 富有成就感；

- 增强活力；

- 减缓压力，改善情绪；

- 提升动机水平；

- 提升心智；

- 改善睡眠；

- 身体总体更舒适和健康；

- 结交朋友，改善精神面貌。

⑤ 行动胜于言语

请记住，运动的意义不在于成为奥运会的种子选手，而是让身体和心理感觉良好。如果你很多年都没有跑过步，不用报名参加超级马拉松，也不用一连几个月去昏暗的健身房在跑步机上拼命跑步。如果你对自己要求太高，你会感觉很痛苦。"我打算一周去三次健身房"，你只是说说而已，事实上你压根做不到，这会带来不良后果。选择你喜欢的，有成就感的，容易实现的事情。下面的建议可以帮助你开始一种"全新、舒适的运动养生"。

- 提前一站下车。你并不一定需要专业的场地才能运动。但凡积极的运动，都有助于身体健康。为什么不放弃坐车，改成步行回家呢？为什么不放弃电梯，自己爬楼梯呢？

- 上健身课。大部分健身房都有面向非会员的健身课。找一家你喜欢的、有音乐的健身房，去看看，感受一下，边运动边社交很重要。如果运动的同时还可以聊天的话，你就会很有兴趣，会乐意经常去。如果不去的话，你会担心让你的伙伴失望。

- 去游泳，这是一种对心血管冲击很小的有益运动。
- 运动之后桑拿。自然疗法的研究表明，洗桑拿时，你会大量出汗，血压降低，肌肉放松，季节性情绪失调和压力也会缓解。
- 你还可以选择买辆自行车，骑车去上班，如果你不愿意买的话，可以选择租车或借车。
- 和伴侣去跳舞。
- 让家务也变得有活力。打扫卫生时打开音乐，边干活边跳舞。彻底打扫一遍卫生，不放过任何一个角落。
- 园艺工作。这是种低强度的运动，却包含很多的弯腰、站立、伸展和上举动作，能全方位锻炼身体。
- 练习瑜伽或普拉提。这两项运动不仅能锻炼身体，还能锻炼思维。

一旦你下定决心，就需要调整下自己的活动日志，一星期至少安排 3 次不少于 30 分钟的运动。尽量详尽地写下日期和时间，这样比较容易进行；叫上朋友，你才不会在最后一刻放弃。像前面安排积极活动那样，你也可以把运动分成"简单""中等""较难"，由简入难，循序渐进进行。你可以选择3种不同的运动，如散步、园艺或者去健身房，这样才会保持兴致，不至于倦怠。

绿色运动

心灵健康慈善组织 MIND 于 2012 年的调查发现，30 岁以上的女性中有 90% 的人对户外运动缺乏身体和心理上的自信，这很可悲。这个组织的另一份调查报告发现，94% 的受试者声称绿色运动改善了他们的精神健康，增加了幸福感。如果你没有自信心在大众面前跑步，那么就和你的朋友在公园里散散步，自己带随身听去散步也可以。千万不要足不出户。新鲜的空气，美好的大自然，神秘的景色和悦耳的声音都会刺激你的身体和思维。

制订新的运动计划,坚持一周,评估一下自己的感受,给每项运动打出"A"或"E",如果你特别喜欢就打"E",如果你有成就感就打"A"。

请记住,做你想做的事情,而不是你认为应该做的事情。如果阻力不大,就坚持下去。就像在第4章中那样,想想哪些原因阻止你运动,想办法解决它们。比如说,你如果感觉动力不足,就可以邀请朋友一起运动。

本周结束之后,问问自己下面的问题:

- 做运动之前你有什么感受?担心、紧张、兴奋、疲惫、无聊?
- 运动时有什么感受?
- 运动之后有什么感受?
- 回头看看这一章中我们提到的运动的好处,你体会到了吗?

你可能会认为自己不太喜欢运动。事实上,你没有抱太大期许,但当你运动之后,如果感觉良好你就会暗暗自豪。所以，当你不想运动时，你要提醒自己，运动之后你的感觉会发生变化。想想如果你不去运动，你是什么感受？后悔？自责？有多少次，你因为没有将想法付诸实践而懊恼？从小事情开始，比如步行回家，不坐电梯而爬楼梯，你会惊叹于它们带给你的成就感和幸福感。身体会因为运动变得兴奋，心理上也因为完成计划变得快乐。

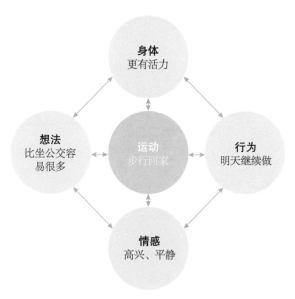

图 5.1　运动之后的后果

⑤ 运动的认知地图

在活动日志中选选择一项你完成的运动，填在左面的认知地图（图 5.1）中。关注下完成这项运动时你的身体和情感反应。你当时的想法是什么？是什么促使你完成它？你爬完楼梯时（行为），会不会想"我要再来一次"？（想法），你当时是不是特自豪？（情感）

放松……

身体快乐的一大部分原因在于放松。健康的生活方式需要让身体休息和恢复。当你感到紧张、焦躁、担心时，身体也会不堪重负；所以，如果你的身体平静，思维也会平和。身体放松，思维不可能紧张，反之亦然。放松会对你的思维、情感和行为产生良好的作用。这会像读《星期天报》，追喜欢的电视剧或者洗澡一样简单。

但是，"放松"这件事说起来容易，做起来难，尤其是当你的思维充满压力、内疚、担心和各种消极思想时，身体会疼痛疲惫。正因为如此，你才需要命令自己放松。我们推荐一门强迫自己放松的课程，嗯，听起来有压力，事实上一点都不。在活动日志中安排让你放松的事情。我们建议两个大家反复尝试的放松方法：深呼吸和洗澡。

ⓢ 深呼吸

深呼吸练习只会花费你几分钟的时间，但如果做得好，可以帮助你放松。

- 一只手放在胸前，一只手放在腹部。
- 缓慢呼吸（最好把嘴合上，用鼻子呼吸）。
- 吸气，隆起的腹部抵住你的手，感到腹腔扩张，手部上升。
- 坚持两秒。
- 用鼻子缓慢呼气，感到你的腹腔收缩，手部下降。
- 呼气时保持微笑。微笑能让你更快乐。想想让你快乐的事情,你喜欢的事物,比如洒满阳光的沙滩。

- 重复四遍。

做起来非常简单。你将注意力放在呼吸上,你的头脑也得到了放松,心率降低,身体也平静了下来。

Ⓢ 泡澡及其好处

伍尔弗汉普顿大学的心理学家纳伊·莫里斯研究了80个连续两个星期每天泡澡的人的表现。他发现,这些受试者的幸福感得到了很大程度的提升,悲观情绪下降,乐观情绪上升。莫里斯将此归结为平静和舒适带来的结果。

每天泡澡有点奢侈,也有点腐败。把大把的时间花在了温暖芳香的浴缸里,是有些奢侈。不过,你值得拥有。你不是为了上班而收拾自己,而是在找时间让自己放松下来。

事实证明,泡澡对身体有很大好处。热水澡可以促进血液循环和细胞运动。加入浴盐可以治疗关节炎，改善肤质和减缓疼痛。浴盐富含硫酸镁，可以促进酶的运动，强化消化道壁。如果你想做到这些，很简单，只需要在浴缸里尽情放松。

睡眠解决方案

睡眠问题不仅是抑郁和情绪低落的常见症状，而且还是原因之一。不管什么原因，睡不着觉令人恐惧、疲惫虚弱。不管你的思维如何兴奋，总有一些方法可以提高你的睡眠质量。

如果你睡眠不足，下周的几个晚上，要早早睡觉。你可以将这个安排写进日志。晚上睡觉前至少两个小时不要上网、玩 ipad 或平板电脑。上网会刺激大脑。研究发现，这些设备发出的强光还会阻止睡眠荷尔蒙"褪黑素"的正常分泌。这些人造光让你觉得这是白天，还不需要睡觉。如果每晚如此，生物钟发生紊乱，身体在这个时候依然活跃，睡眠模式会被破坏。睡觉前把这些电子设备暂时收起来，身体就可以松弛下来，思维也得到放松。

另外，床边不要有噪音，如闹钟发出的滴滴答答的声音，屋内尽量不要有亮光（亮光阻止褪黑素的产生），你需要创造一个舒适的睡眠环境，也就是说，不要在电视机前的摇椅上或在床上，盖着衣服、书和包睡觉。

温馨提示

√ 照顾好自己，身体好才会精神好。

√ 生命在于运动：参加健身课，改变自己的生活习惯。

√ 身体放松是健康人生的一部分，好好计划一下。

06 | 情感重荷

情感 如何影响我们的行为、思想、身体和心理健康？本章会详细地阐述情感是什么，以及如何将悲伤的情感转化为快乐的情感。

我们为什么会有这么多情感

情感影响着我们的信仰和我们赋予生活的意义。它决定我们的思想、行为和身体感受，是人类之所以为人和如何生存的重要组成部分。回到人类生存的原始穴居状态，情感上的痛苦会让我们在危险时向其他人示意，寻求帮助。想想我们的应激反应，这是我们对危险做出的本能反应。一旦我们感觉恐惧和震惊，神经细胞就会发出紧急信号，在血液中释放出诸如肾上腺素和皮质醇等化学元素，瞳孔会放大，目光会变得敏锐；心跳加速，血流增加，疼痛消失。身体和思想做好了或战或逃的准备。如果你害怕蜘蛛，看到径直向你爬去的蜘蛛，你的身体反应就如同在丛林里看到了一只狮子。所有这些反应都是由情感激发的，身体并不知道蜘蛛不会威胁生命，它只是按照既定程序做出反应。同样，它也无法区分身体威胁和心理威胁之间的区别，比如说有人拿枪对着你，这是来自身体上的威胁；而当你遭遇面试失败或分手时，这是源于心理上的威胁。

不仅仅恐惧会激发身体反应：你悲伤时痛苦流涕，尴尬时会面红耳赤，生气时会双眉紧蹙，这些只是你能看到的表象，身体还会以上千种微妙的方式反映出你的情感。

情感本身是和行为、思想相互联系的。例如，情绪低落时，你会认为自己"不够好"，这种想法又会进一步促使你情绪低落。情感可以激发某种想法和行为，就如同行为和想法会产生情感一样。它们彼此关联。生气是失败、沮丧或者内疚的反应，而焦虑会让你胆小，忧伤会帮助你忘记你所失落的，爱情会使你和你的爱人更亲近，会使你重新评估什么事情更重要。快乐是迷人和包容的，它让你坦诚、亲切、和蔼，它和自尊紧密相连，你会因此而变得自信。

有些情感比较复杂，例如嫉妒。嫉妒产生的行为大部分都是消极的。但是，由于每个人的情况不同，嫉妒会激发你的动力，促使你成为更好的自己。

情感是一种警报，它可以帮助你了解生活中发生了什么，需要注意什么。人类面对各种情形和事情时均会产生不同情感。虽然我们祈求永远快乐，但这并不太现实。我们生来就要感知各种情感。不幸的是，情绪低落会使我们经历更多消极情感，如易怒、生气、绝望、仇恨、愧疚、嫉妒、羞愧、沮丧等。当你压抑自己的情感时，这些消极情感就会出现。了解你的情感和情感背后的原因，对于你收获快乐来说是非常重要的。

控制过程

词组"压抑"经常被用来描述那些努力控制自己情感、什么都不说出来的人。人们普遍认为，过分压抑自己，最终会导致情感爆发，这是事实。人类无法承受过多的情感压力。最终，身体和行为就会做出反应。比如说，突然向同事大喊："闭嘴，不然我把你的嘴糊上。"这事实上是你过分压抑自己的表现。我们大脑中的情感片段就像是装满水的锅。一切良好时，它正常运转；但当我们使它承受压力，或使其超负荷运转，比如加水过多，燃气过大，它就开始冒泡。最后，如果我们不把燃气调小，或者放掉一部分水，它就会煮沸，东西就会溢出来。总有一方要失败。你越是忽略问题或把它们抛之脑后不去面对，你就越有可能在某一天爆发。直面你的感受，解决问题，你的压力和焦虑就会减轻。

⑤ 情感

下面的图表可以跟踪你的消极情绪。写下你的感受、原因及结果，你可以借此认识到感情、思维和行为之间的关系，你就有更多选择来改变消极模式。

如果你发现不太容易辨别自己的情感，可以从其他方面开始——如你的身体感受和你的想法。

情形	自动的想法	情感反应	身体反应	行为反应
开会时，老板在众目睽睽之下批评我	每个人都觉得我工作做得不好	尴尬、焦虑、生气	紧张、脸红、手掌出汗	气冲冲离开会议室
我的朋友在我结婚前一天庆祝 30 岁生日	她这样做是故意破坏我的婚礼	受伤、生气	心跳加速	不去参加生日晚会
我的朋友只有需要我的时候才会联系我	他在利用我的人脉	沮丧、生气	耸肩、胃疼	给他发一封电子邮件，表明你很生气，不会再帮助他

将你的情感和反应区分开来，你可以认识到自己的

情感及其产生的原因。它可以帮助你理解情感的每一部分，而不是被情感的波涛淹没。当你的情感被分解成思维、行为和身体感受时，情绪会变得可以控制，你可以更好地了解自己，正确地评估情形，并且做出正确的反应。比如上面的第一个例子，如果你没有填这张图表，你可能只知道自己的情感反应是尴尬和生气，忽略了你其实也很焦虑。抛掉你当时的想法"每个人都觉得我工作做得不好"，你认识到自己担心的是大家对你职业能力的认可，而不是担心别人看到你被批评让你丢脸了。这很重要。这意味着你思考的问题是，为什么大家会质疑你的能力。

- 大家有理由质疑吗？
- 最近你忽略一些事情吗？
- 这种担心是毫无根据的吗？

你不要在崩溃的漩涡中挣扎，而要积极采取行动。你可以向同事征求意见。任务过多时向他人寻求帮助。积极的行动会使你在情感和身体上感觉好些，使你不再沉迷于不幸的情况，使你反过来掌握主动权，积极解决问题。

哪一列对你来说最容易填写？你的思维、情感、身体反应还是行为？比如，目前你的身体反应比较激烈，你就可以从身体反应开始。你可能会记得你当时很紧张、心跳加快。这是老板批评你之后的尴尬情绪所引起的。身体反应可以让你知道事情是怎么发生的。或者，你从情绪开始也可以。你清楚地记得被老板批评之后，你感觉很糟糕。你想到什么，什么就是你的起点，你可以从那里开始填写。

找到诱因——是什么引发了这个连锁反应——是很重要的。消极反应像雪球一样越滚越大，越积越多，最后你压根就不知道你到底为什么而焦虑和担忧。你越是习惯于追溯事情的本源，你可选择的就越多。

⑤ 管理你的情感

管理情感有很多简单且有效的方式。从上一个策略可以看出，你的感受是与你如何解释事件密切相关的。

- 如果你对事件的评价过于悲观，就会引发毁灭性的行为，并伴随着消极的情感和不舒适的身体反应。记住，你的感受并不代表大家的感受，也不是你能力的反映。即使别人觉得你干得很好，你也会觉得沮丧和能力不足。当你情绪低落时，你的观点就会被歪曲，你就会寻找证据来证明"我很失败""我不行"。不要把自己的感情强加给别人，或是把它作为你进步或者成就的标准，那你对自己就太不公平了。

- 我们会对发生的事情做出强烈的情感反应，这很正常。这是我们处理事件的方式。这样我们才可以开始新生活。但是请不要沉湎于不健康的情绪之中，不要总觉得你干得不好，或者坏事情总发生在你身上，这会让你感觉糟糕，你会深陷于此，不能自拔。记住，消极的行为会引发消极的结果。你看待自己的方式会影响别人对你的看法和你的人生。如果你总认为"我一文不值",那么这就会成为自我实现的预言。你会避免有挑战性的任务,或者白白浪费时间,根本不去努力。

- 下次当你又不自信,认为自己能力不济时,你要勇敢地挑战这些消极的想法,它们是事实吗?你要和这些想法做抗争。想想发生在你身上的好事,或者你做得特别好的事情。你就会对自己充满信心了。下次你感觉糟糕的时候,问问自己:"明天、一星期后或者明年,这件事还重要吗?"如果答案是否定的,就别管它,谁在乎呢?

- 对自己和对别人都要坦承自己的情感。这样你才可以开始新的生活。说出你的感受,可以让你和事件保持一定的距离,促使你客观地面对问题,人们也会帮助你度过难关。

- 最后,大笑。遇到可笑的事情要高声大笑。剑桥大学的研究人员发现,大笑后,身体可以分泌出作为天然止痛剂的内啡肽,你会感觉良好。研究人员将受试者分成两部分,一部分看15分钟的"高尔夫锦标赛""实话实说"这类无聊的节目；另一部分看 15 分钟的喜剧节目。科学家发现，刚刚大笑过的人比他们看节目之前可以多承受 10% 的疼痛，而另一组人则不太能忍受疼痛。这是事实。大笑确实是一剂良药。过于严肃地对待生活和自己，只会使一切更难以忍受。寻找生活的乐趣会减缓身体压力，使你从容应对。

温馨提示

√ 不要压抑自己的情感，以防情感爆发。对自己和对别人都要坦承自己的情感。

√ 积极地思考和行动将会使你变得积极。

√ 你不能将痛苦永远从生活中清除，但你可以保证只有必要时才会感觉到它。

07 | 思维游戏

在本章中，我们会向你介绍消极自动思维，它会绑架你的积极想法，你对它束手无策。在这一章，我们会详细地阐述消极思维方式从何而来，以及打败它的秘笈。

你的大脑在干什么

假设你遇到童话中的精灵。它穿着哈伦裤，从有缺口的茶壶里露出头来，说可以满足你的三个愿望，而且不用附加任何条件。真是太棒了！惊喜之余，你先恭维了他的哈伦裤，还给他倒了一杯啤酒，然后说出了心中的三个愿望——装满现金的袋子、位于意大利科莫湖畔能远眺到乔治·布鲁尼的小屋以及能读懂人心的读心术。还有什么比知晓别人的想法更重要、更美妙的啊？你感觉自己仿佛置身于云端，你有没有对你自己的大脑进行检阅，了解一下你自己内心的想法？我实在不忍心告诉你下面的内容，不过没办法，我不得不告诉你，你的大脑里肯定藏着奇奇怪怪的小秘密。

在前面的章节里，我们已经讨论过，思维方式会对你的情感、身体及行为方式产生影响。想想看，心情不爽的时候，你内心深处肯定不是在欢呼："你太棒了，你真是无与伦比"。相反，你备受折磨，深深地质问自己，你会说，"你太差劲了，你什么也做不好。你是个可怜虫，真为你感到羞耻"。下面的认知地图向你展示了消极想法的影响。

如同呼吸一样，思维是自然而然的，你会自然而然地去想。即便是睡觉的时候，大脑也在飞速地运转。情绪低落的时候，脑子里满是沮丧的想法。你深深地陷入负面情绪之中，甚至都没有意识到自己在做什么。你逐渐养成了做事情不过脑子的坏毛病。丢三落四，吹完头发忘记关吹风机，在上班的路上又心神不宁了。你甚至都没有意识到你失去了控制自己想法的能力。每天都用这种方式惩罚自己。

消极的思维过程

上床时，你不会对自己细细数落一遍"我要先拉上被子，然后坐下，躺下之前先抬左脚，再抬右脚"
之类的小事。你脑子里想的肯定是别的事情。这就
是"思维过程"，即我们如何以有效的方式整理思
绪。大脑会选择它认为重要的信息进行处理，过滤
它认为不重要的信息。只有这样，大脑才能正常运
转。如果我们每天把鸡毛蒜皮的小事都细细数落一
遍，耳朵都会冒烟。

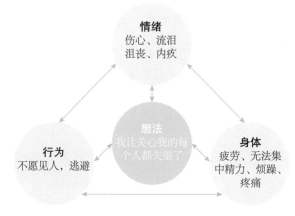

图 7.1　消极的思维过程

你的大脑一直运转良好。直到有一天，大脑搭上消
极情绪的飞机后，你摒弃了积极的思考方式，不再

考虑让你感觉好起来的重要信息，只关注消极的信息，无法从周围发生的事情中得出现实和有益的观点。这时记忆也扮演了卑鄙的角色，脑海中浮现的全是唤醒消极情绪的往事。所有这些想法都会让你不可避免地陷入消极情绪，甚至感觉越来越糟糕。

情绪低落时，消极的思维过程会成为大脑的默认模式。当你感觉焦虑时，大脑会反应更加激烈，你不断地抗争，吹起了战斗的号角。身体感觉受到威胁时，大脑的理性系统退居幕后，大脑中负责检测危险的脑叶勇敢地走上台前，它们会积极搜寻任何危险的气息，来确保主人的安全。这意味着你不仅关注消极信息，也极可能将一些中性的事件误解为对自己不利的信息，比如你看到别人谈话时，你会揣测："他们是不是在谈论我啊"。

当大脑处于上述工作模式时，如果你希望对周围事物做出客观的判断，唯一的办法是努力寻求积极的信息，尽量将偏离轨道的思维过程扭转到正轨上来。你要做的是和消极自动思维勇敢对抗。

消极自动思维

- 消极自动思维是你还没有意识到，就直接冲入你大脑的思维方式。比如，"她比我成功多了""他恨我"这样的想法，就是典型的消极自动思维。这只是大脑自行产生的悲观消极的想法，而你却误以为真，当作了事实真相。
- 消极自动思维是习惯性的思维方式，甚至你自己都没有觉察到。它们如昙花一现，来去匆匆。问题的关键在于它们模模糊糊，似是而非，你却误以为真了，忽略了它们不合常理、不切实际的本质。
- 消极自动思维会使你感觉不爽，阻止真正重要的东西。
- 消极自动思维会自动蔓延，它们会如滚雪球一样从一个滚成三个，甚至四个、五个，越滚越多。

为什么消极自动思维是敌人，必须打倒它们

研究表明，当人情绪低落时，大脑会热情地铺开红

毯，张开双臂去拥抱消极自动思维。认知行为疗法的先驱贝克发现，消极自动思维会使人对客观情况做出错误的判断，使注意力集中在负面信息上。总之，它们如梦魇一般，非常可怕，你必须摆脱它们的纠缠。

每次消极自动思维出现的时候，如果你都能意识到，并能立即停止，开始客观地去思考判断，你会发现，你所得出的结论纯粹是无稽之谈。然而，大部分时候，它们如此根深蒂固地存在于你的大脑中，你压根就不会意识到它们的存在。比如说"我男朋友厌倦我了""我根本没有被提拔的可能，我也无需努力争取""我去酒吧有什么意义呢，反正也没有人会和我聊天"，如此种种，都是典型的消极自动思维。

即便你明白有些消极自动思维纯属无稽之谈，它们仍然扮演着重要的角色。此时大脑正以消极的方式处理信息，你认为这些都是合情合理的。如果任由消极情绪自由蔓延，只会使情绪继续低落，甚至越来越糟糕。

选择积极的思维

当你意识到自己情绪低落时，必须积极地寻找正面信息。研究表明，有意识地思考正面的信息，会增加你的幸福感，减少抑郁情绪。有意识地选择积极信息，会调节大脑的思维方式。纠正固有的偏见，形成寻找积极信息的习惯，你就不会自动屏蔽生活中的幸运之事，认为这是理所当然的了。

⑤ 一而再，再而三地去想好消息

在第 8 章里，我们会分析 12 种最常见的消极自动思维方式，以及它们是如何搞乱你的大脑的。现在你要做的事情是从大局出发，从下周起请仔细思考，每天发生的三个好消息，睡觉前将它写在笔记本上。是的，只想三个好消息。比如说，"有人为你开门""公车司机看见你在奔跑，停下来等你""你的手机掉了，你停下来捡手机，说时迟那时快一盆水从前方楼梯上掉下来，如果你不停下来捡手机，你就光荣湿身了"。想到什么就写下什么，无所谓，什么都行。

下一周，想想事情发生的原因。你要好好想想事情发生的原因，找到其中的积极之处。这点很重要。比如说，公共汽车司机等你了，或许是因为你对他微笑了，或许是因为他是个好人。你没有被身边的一盆水溅到，或许是因为那天是你的幸运日。这些原因会促使你从正面的角度来看待周围的世界，同时从内心反省自己。

瑞秋的约会——消极自动思维在作怪

瑞秋和汤姆认识数年了，他们总是待在一起，形影不离，人们经常会问他们俩是不是一对。过去瑞秋总是一笑而过。突然有一天，瑞秋灵光一闪，她想，是啊，为什么他们不能成为情侣呢？他们都是非常有意思的人，幽默风趣。他们大部分空闲的时间都待在一起，可什么都没有发生。慢慢地，瑞秋感觉他们注定是厮守一生，汤姆却似乎没有意识到这一点。

他们一直有身体上的碰触，过去大家习以为常，并不以为然。现在不一样了，每次碰触、每次拥抱，瑞秋都感觉充满了深情。女为悦己者容，瑞秋开始关注自己的外表。她把大量的精力投入到汤姆身上，主动和汤姆调情。然而，落花有意，流水无情，汤姆压根没有注意到瑞秋的变化，三个月后，瑞秋有点心灰意冷，她想她应该说些什么，或者直接扑上去。她想她是不是应该直接走上前，给汤姆一个深吻。她甚至分析了这样做的利弊。

利：也许汤姆会回吻。这样我们就会一吻定终身了。

弊：他也许会拒绝，这样我就会推说我喝醉了，一笑了之。哈哈哈哈。

终于等到一次大家外出的机会。瑞秋做好了充分的心理准备，把自己打扮得漂漂亮亮。她感觉自己看起来漂亮、有趣、聪明又性感，在她看来，万事俱备，只欠东风。这时男主人公汤姆闪亮登场了，向每个人正式介绍了自己的新女朋友埃里克斯。

埃里克斯看起来漂亮、有趣、聪明又性感。
埃里克斯比瑞秋还要年轻两岁。
埃里克斯有份很棒的工作，收入颇丰。
埃里克斯赞美了瑞秋的新裙子。
埃里克斯是汤姆的"新瑞秋"。

那晚，瑞秋借口早早离开了。以后的几个月她都感觉很低落。她的想法可以总结如下：

- 我是天底下最大的傻瓜了。
- 大家都在嘲笑我，同情我。
- 如此优秀的人，怎么会对我青睐有加呢？
- 我爱上了我最好的朋友，我真是脑子进水了。
- 我再也找不到像汤姆一样适合我的人了。
- 我鄙视天下的有情人。

心怀感恩

将注意力集中到快乐的事情，并记下来，这是改善情绪的简单方法。感恩生活的人，会看到生活的积极方面，会更快乐、更有满足感。研究表明，对生活充满感恩可以增加幸福感。对生活充满感恩，对别人表示感激，会使人更有活力，更加乐观，更有同理心。有人尝试着使用"一而再，再而三地去想好消息"的策略，他们反馈说，六个月后他们变得更开心了。如果你已经尝试使用了"一而再，再而三地去想好消息"的方法，就要坚持下去，把它融入日常生活中，你会发现你的情绪真的会好转起来。

⑤ 积极的认知地图

请挑选你尝试使用"一而再，再而三地去想好消息"策略的事件，填写相应的认知地图，同时关注事情发生时，你的身体和情绪反应，你的想法，以及促使你这么做的原因。请看下面的示例。

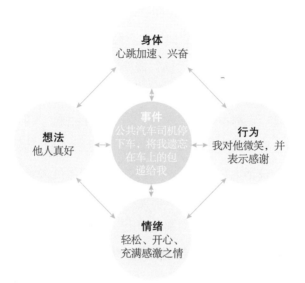

图 7.2 积极的认知地图

填完了上面的认知地图，你会发现积极的思考方式是会蔓延的。你会感觉越来越好，表现越来越好，身体也会越来越好。

思想犯罪

现在你明白了消极自动思维是什么了。你需要了解它来自哪里，从源头切断它，这是非常重要的。当你感觉压力大或劳累时，你会惴惴不安，这是生活在考验你。你感觉无助？需要安慰？你心里会想，每个人都比我强一百万倍，你内心彷徨无助，你这样想一点都不奇怪。随着社交媒体的入侵，人们又多了些奇怪的类比和过度焦虑的机会。人们习惯于不用说话的交流方式。人们甚至无法像过去一样，从别人说话的语气和表情加以判断。她为什么没有像往常一样在邮件的末尾加上一个吻呢？他在邮件的末尾加了个"大笑的符号"，是不是刻意要讽刺我呢？她说"闭嘴"是在开玩笑，还是真的生气了呢？每敲打一下键盘，都给自我怀疑者提供了绝妙的机会。不过，我相信，你有能力打败它。

三大思想犯罪在阻碍幸福

1. 盲目和别人攀比；

2. 为自己树立遥不可及的目标；

3. 关注事物的消极方面。

思想犯罪 1：盲目和别人攀比

你将自己和他人进行比较，这是非常自然的事情，每个人都会这样做，这是人性的一部分——适者生存。然而，当你伤心时，你的比较是有破坏性的，是不公平的。你只和比你强的人比较，也就是说，你只进行"上行比较"。你完全忽视了比你差的人，没有进行"下行比较"。你刻意选择了自己的缺点，你对自己的任何方面都不自信，你只是把自己的缺点和朋友、同事甚至陌生人的优点进行比较。你也许会想："爱丽丝和我同岁，可她比我成功多了。"而不会去想："爱丽丝取得如此骄人的成绩，是因为如果她不这么做，她专横的父亲就会惩罚她。"你也许会想："史黛西拥有如此完美的丈夫，而我连个男朋友都没有。"而不是想："史黛西虽然拥有完美的丈夫，可她却有个令人抓狂的婆婆。"你甚至斗胆和名人进行比较。你会想："我永远不会活得像斯嘉丽·约翰逊一样。"你当然不会了。如果斯嘉丽·约翰逊没有了私人教练、厨师、化妆师、形象设计师和整个团队的包装，她也不会被称为斯嘉丽·约翰逊。对不起，斯嘉丽，我只是拿您做个例子，绝无冒犯之意。

你没有客观地看待问题，你忽略了让你感觉良好的信息，你将所有和你的消极情绪相悖的信息都无情地扔到垃圾桶里。

⑤ 战胜比较

下次你将自己和别人进行比较时，请确认你做的是客观公正的比较。如果他们真的比你做得好，请以此激励自己："我们的情况很相似，如果爱丽丝能做到，或许我也能做到"。这胜过从来不和别人进行比较。你需要做的是，关注你生活中美好的部分，确定目标，树立信心。而不是费尽心机寻找自己的缺点，这样做毫无意义。

思想犯罪 2：为自己树立遥不可及的目标

如果你因为一个自己根本无法左右的事情而深深责

备自己，陷入低落的情绪中，你大可不必如此。你设立了不切实际的目标，认为只有达到了目标，才会感觉好些，这是不现实的——因为没有人能够做到，这完全不是你所能左右的。"下个月我要拥有一份新工作""明年这个时候我要怀孕""下次评估会议的时候我的工资要增长百分之多少"。如果达不到这些目标，你会强烈地谴责自己："别人都能做到，我为什么做不到呢""我总是把事情搞砸"。你有时候会不断地变换目标，即使成功地做到了，仍然不满意。事实上，这是因为你已经转换了目标，成功的标准发生了变化。

没有人是完美的。是的，没有人。甚至隔壁帅得一塌糊涂的广告精英也不是完美的。他也许刚刚贷了一笔款，根本无力偿还。如果你总是追求遥不可及的目标，你注定是要失败的。这是种自我戕害。你有99%的概率达不到目标，仍然苦苦地折磨着自己，这不是自虐吗?

是停下来的时候了

停止关注遥不可及的目标。别再因为无法达到遥不可及的目标而惩罚自己，停止这种愚蠢行为。如果我们没日没夜地追踪你，在你耳边重复可怕的话语，而这些话语都是你对自己说过的，你一定会认为我们是十恶不赦的坏人。事实上，你一直都在恐吓自己，只不过你没有意识到罢了。你甚至可能告诉自己，这样会激励你更努力地去工作，去做更多的事情。事情的真相是，这只会使你失去斗志，成为一名屌丝。

客观公正且具有建设性的批评是健康的，但自我批评却很少是健康的，这时你大脑的思考模式处于消极状态。你的私人教练也许会大喊："你偷懒了，快点"。可他不会一味地批评你，她同时会用"这样好多了"的话来鼓励你。大部分教练和老师都知道，如果想成功地激励学生，具有建议性的批评必须和表扬同时进行，以达到平衡的效果。如果你只告诉对方他的种种缺点，只会摧毁他的斗志，他最终会选择放弃。

⑤ 给自己一些友好的建议

下次当你苦苦挣扎而不得其解的时候，请停下来，像帮助朋友一样，去客观地评估一下问题。你要做到满怀热情地寻求改善的空间，而不是一味带着批判的眼光看待问题。假设你的朋友找你帮忙，你的第一直觉是安慰他，鼓励他。你问问自己，假设你跑过去找 X 君，"X 君会说什么呢？"你要找的 X 君应是位理性公允之人，而不是你的对手或敌人。请尝试着想想你认为他们会给你什么建议，并将此付诸行动。回过头来看看，你也许会意识到，事情根本没有你想象的那么严重。你需要换个角度来看问题。你如果能这样看待问题，无论遇到什么麻烦，你都能够取得进步。

思想犯罪 3 ：关注事物的消极方面

情绪低落时，会低估自己处理问题的能力。遇到困难时，消极自动思维会让你相信自己永远无法战胜它。这就像你隔着蒙了一层雾的眼镜去看世界，周围的一切都黯然失色，让人心生感伤。任何事物都有消极的一面，这时的你更容易想起消极的回忆。

并不只是最初的消极自动思维使人感觉糟糕。它就像滚雪球一样，很快从一个滚成很多个，越滚越大。

"啊，真是糟糕" ⟶ "周围的一切都不对头" ⟶ "生活对我如此不公" ⟶ "我应该选择放弃"。

或者

"我在浪费时间" ⟶ "我做什么都是徒劳" ⟶ "没有人关心我做了什么" ⟶ "我应该放弃"。

情绪低落的时候，你会盲目地对事情做出判断，这是再平常不过的事情了。发生在个人身上的个体事件，成了世界不公的体现。你把大脑中想象的事情误以为是真实的事情。你数日、数周、数月地沉浸于思考问题中，却没有取得任何进步。事实上，你没有尽力去解决问题。你只是沉浸其中无法自拔。

Ⓢ 沉浸实验

当你沉浸于消极体验时，大脑和身体都会不断地体味过去的经历。请用沉浸实验的方式，仔细体会下面的场景。

- 想想你吃过的饕餮大餐。想象一下餐具里色香味俱佳的食品，由衷地欣赏它，细细体会一下你拿着叉子将食物放入你嘴里的动作。你唇齿留香，回味无穷，垂涎欲滴了吧？

- 想想那个让你魂牵梦绕的人儿，想象一下他让你神魂颠倒的时刻。如果你真正地关注你心中所想，你全身会如电流击过，连手指都激动地发抖，两眼激动地放光。

- 想想你喝醉酒时做过的最尴尬、最狼狈、最窘迫的事情，回忆起令你胆战心惊的一幕，你是不是局促不安，两颊绯红呢？

- 想想你看过的最令人毛骨悚然的电影，假如你置身于电影中的场景，会是什么样的？现在就闭上眼睛想象一下吧，你会吓出一身冷汗，心跳加速，六神无主。

想法、想象和记忆可以刺激情感和身体上的感受。下次你发现自己沉浸于某种坏情绪无法自拔的时候，请用情绪来引导自己，从容地走出来。问问内心的感受，如果答案是"不好"，就停下来，将注意力转移到别的地方，有意识地去思考或去做别的事情。告诉自己，"这不会给我带来任何好处"。的确如此，否则你也不会反复思考这件事。转移一下注意力吧，你可以泡杯茶，给朋友打个电话，或者出去散步。相信自己的感觉，转移注意力，为什么要让自己沉浸于坏情绪之中呢？

你还可以在便签贴上写下激励人心的句子，放在触手可及的地方，情绪低落的时候你可以看看这些句子。比如说，你有个梦魇般的老板，你可以在便签贴上写下"这是他们的问题"。当你的老板令人发指、忍无可忍时，瞥一下便签，提醒自己，"对，这是他们的问题"。如果沉浸于消极的想法，既无法改变未来，也不能割裂过去，纯属浪费时间。你要做的是，利用自己的所知，产生积极的想法，付诸实践。

温馨提示

√ 成为乐观主义者——寻找生活中美好之事。

√ 想法并不等同于现实。当消极自动思维从脑海中闪过时，认清它的真面目。

√ 你要对自己更公平一点——当你开始关注生活中不好的事情时，停下来，去关注一下生活的美妙之处。为自己加油助威。

08 | 你认为自己是谁

本章会为你介绍和评估十二种最常见、最危险的消极自动思维方式。正确地理解消极自动思维，会帮助你找到打败它的方法。

我思故我在

现在你意识到了什么是消极自动思维及其危险性。它们如一群咩咩叫的山羊，从你的脑海中飞奔而过。本章我们会一一描述十二种消极自动思维。不幸的是，当你不开心的时候，这些消极自动思维十之八九都会出现。利用我们下面提供的黄金法则，你会将它们一一击溃。

两极化，即"非此即彼"的极端思维

在你心中，所有的事物只有两面，非黑即白，非此即彼。如果你的表现不够完美，那你就是彻头彻尾的失败者。你确定了荒谬可笑的目标，它们根本没有实现的可能性，你完全有理由惩罚自己了。如果你创造了奇迹，达到了目标，你还是会找到惩罚自

己的理由。工资增加了 3000 元。你会想，应该增加 5000 元。达到了 4 分钟跑 1000 米的目标，你会想，我应该 3 分钟跑完。

黄金法则： 你要看到好与坏、完美与糟糕之间还有中间地带。为自己树立现实些、容易达到的目标，努力达到目标时，请由衷地赞美自己。

以偏概全

你把一件消极事件看作是梦魇的开始，认为噩梦会一直持续下去。一次没有得到升职，代表着你永远不会得到提升。你钟情的人爱上你的一个密友，代表着所有人都会爱上你的密友。你的思维模式的特征是"绝对不会"和"永远"。

黄金法则： 将你的思维模式从"绝对不会"和"永远"改为"这次不会"和"有时候"。

吹毛求疵

你很容易专注于消极事件，夸大消极面，缩小积极面。一叶障目，不见泰山。你在心爱的地毯上发现了头发丝大小的裂纹，你就突然开始憎恨整个厨房。你做了非常精彩的演讲，可是你用了3分钟的时间，没有读出"反对国家与教会分开学说（antidisestablishmentarianism）"这个整口的词语，你就认为整个演讲都搞砸了。谁会在乎呢？说不准会有人笑场。是的，你会在乎。什么样的傻瓜碰到这个词会结结巴巴呢？你认为他们是在嘲笑你，而不是笑笑而已。

黄金法则：你应该树立以下观点，如果99%都做得很好，只有1%做得不好，那么将99%的精力放在做好的部分，1%的精力放在做不好的部分。

不相信他人给予的好评价

你轻易不相信别人对自己的评价，你会想"别人表扬我，是因为另有企图，或者出于礼貌，或者是不了解我"。你以莫名的理由，固执地拒绝承认积极的事情，坚持不承认它们，来维持大脑中的消极想法。你一周都在发牢骚，抱怨老板不欣赏你，认为你做的事情都是理所当然的。现在老板给全公司的人发了邮件,感谢你的辛苦工作。不错吧？不，你才不会这么想呢。你认为她肯定听说你在抱怨她，你认为这是她采取的精明报复，让你知道她心知肚明。

黄金法则：寻求平衡，对自己尽量做到公平合理。承认这一点：生活中美好的事情的确会发生。如果这是你努力工作的结果，嘉奖自己。适当犒赏一下自己会使你更有动力，更容易成功。

度人之心

你不会读心术吧？某人抬着眉毛斜睨你，并不代表他暗里藏刀，想置你于死地。你预测还没有发生的事情，你的分析常常会染上当时的情绪色彩。你以为自己懂得别人的心思，你会将自己的推断当成事实。你正欣喜若狂，发现朋友正冲你笑，你很可能会想，"我肯定是笑起来像个疯子"。反之，你感觉不安的时候，发现朋友正冲你笑，你会想，"她看出来我像个傻瓜"。

黄金法则：没有人会读心术。不要揣测别人的想法，情绪低落的时候尤其如此。如果你很想知道，最好的方法是直接上前去问对方，这比妄加揣测要好得多。

假设等于结论

你预言坏事情会发生，错误地认为这就是既定事实。你倾向于不看事实，从假设出发直接得出结论。刚开始的两天，人们认为你很可爱，只不过是在自我贬损，可是过一段时间，人们会认为你在自我放纵。你认为最坏的事情一定会发生，消极行事，最终坏事发生了。注意：如果你一直在说："我不够好"，人们会慢慢相信你的话，认为你真的不够好。

黄金法则：停止自我折磨。别在做得很好的时候漠视自己的成绩。做不好的时候，你纵然能证明自己的预言千真万确，但也不会使你感觉良好。积极的行动会产生积极的结果。你需要做的是，停止消极的预言，去鼓励自己，相信自己的能力。

过度谦逊

你对自己取得的成绩不屑一顾，可对犯下的错误却锱铢必较。"哦，我是获了奖，可我却搞砸了上一个任务。"接受表扬是成熟的表现。你很谦虚，可你这样做也有些粗鲁无礼。你贬低自己成绩的同时，也在贬低别人。你认为自己一无是处，可你已经获此殊荣，你让没有获奖的人情何以堪啊？

黄金法则：记住，你能走到今天，源于你取得的成绩，而不是你犯下的错误。

杞人忧天

你总是幻想有极端的、恐怖的事情发生，这些事似乎无法控制又没完没了。"事情没有最坏，只有更坏。如果我在派对上看到她，我会大哭大闹，扫了大家的兴致。我最好还是不要去了。"放心,你偶尔把事情搞砸,地球是不会自我毁灭的。

黄金法则:把"如果"扔到垃圾箱吧。你在为还没有发生的事情担心,而这些事情很有可能永远不会发生。扪心自问,最坏的情况发生的概率有多大呢?即使是最坏的情况发生了,你能面对吗?相信自己处理问题的能力,想办法解决问题。

我伤心,于是周围的一切都染上了悲伤的色彩

以为大家都会像自己一样想,以为自己看待事物的方式就是他人看待事物的方式。你认为消极情绪反映了事物的真实面目。"我感受到了,它一定是对的"。坏情绪就像致命的流感一样传播蔓延。"这不是可怕的一天吗""这个会议难道不是无聊之极吗"?

黄金法则:你感觉很糟糕,并不代表会发生糟糕的事情。不要让情绪引导你判断事情的进展。你要采

取"反其道而行之"的法则——去做你最不愿意做的事情。抑郁情绪想拖住你,让你感觉自己无能为力。你就要不服从抑郁情绪的安排,去做似乎让你感到害怕,或是需要花费大量精力的事情——去看望朋友,去工作。这会让你在不同的层面和意义上感觉美好幸福。

应该,愿意,能够

你用"我应该"和"我不应该"来激励自己,似乎你需要被鞭策才能做事情。"我见了上司本应该向他微笑。现在他会认为我是个傻瓜"。或者是"我见了上司本来就不应该向他微笑,现在他会认为我是个愚蠢的白痴"。

黄金法则:将"应该"换成更有积极意义的"愿意"或者"能够"。现在你的想法转换成"对上司微笑是不错的行为,下次见了他,我愿意向他微笑"。或者"我本来能够做到向上司微笑。下次见了上司我能够做到向他微笑。

为什么总是我呢

你把糟糕的情绪当做事实来看待，并以此决定自己的行为。你相信消极的事件源于自己的性格缺陷。这件事情和你毫无关系，你却大包大揽，把责任归结在自己身上。基本上所有的事情都和你有关。你悲观失望，自我贬损，你是伤心宇宙的中心，却没有意识到你这是"以自我为中心""自我指向型"的特征。过分沉浸于自我的表现形式可以是"我出类拔萃"的思想模式，同样也可以是"我一无是处"的思想模式。比如说，你把东西打碎了，你会想，我笨手笨脚，而不是"这只是偶然事件""多可惜啊"。你看到某人愁眉苦脸，你会想，"她总是冲我皱眉头"，而不是"她总是皱眉头"。

黄金法则：记住，并不是所有的事情都和你有关。下次你看到消极事件的时候，不要总是将之和自己挂钩。你要做的是从自我的小角落走出来，关注更广阔的世界。

咀嚼失败

当生活中发生了令人不快的事情，你会在脑海里一遍一遍地回放。你沉浸于此，每时每刻都在回放痛苦的回忆，甚至从中获得了奇怪的满足感。你认为自己配不上美好的心情，也不知道如何能获得新生，重新开心地生活。

黄金法则：采取积极主动的态度。事情很糟糕，可是这真的到世界末日了吗？如果真的到了世界末日，你需要做的是努力工作，战胜困难，或者是从中学习。你可以选择反复咀嚼，也可以选择认真反思。咀嚼意味着沉浸其中，无法改变。反思则意味着利用你的所知，继续前行。

站在局外人的立场上来重新评估瑞秋的消极自动思维，这么做将鼓励瑞秋从不同的视角去考虑问题。基于新的视角，我们要求她填写了下面的认知地图。

瑞秋的约会（续）

瑞秋萎靡不振地过了几个月，决定寻求专业人士的帮助。专业人士鼓励瑞秋走出自怨自艾的怪圈，鼓励她重新审视消极自动思维。过去发生的事情让瑞秋的心灵受到极大的震动，改变了她对生活的态度。她必须把原来的瑞秋找回来。她总结了自己的想法，记下来，她在利用黄金法则，就像给朋友提供建议一样，解决自己的问题。瑞秋总结的内容如下：

- 我非常尴尬，我无颜面对别人。

  杞人忧天

事实上你没有做任何令人尴尬的事情。事情可以比现在糟糕十亿倍。你所做的事情，从大的方面来讲，只不过是爱上了你的朋友。

- 每个人都在嘲笑我，可怜我。

  度人之心

不要再揣测别人的内心。你没有忘却这件事，并不代表别人也会对此念念不忘。你爱上了一个不爱自己的人，你并不是第一个吃螃蟹的人。每个人都可能有这种经历，你的骄傲最终会战胜单相思。至少你有勇气去试一试。

● 每次我想起发生的事情，内心就充满羞愧。

咀嚼失败

这是因为你根本不知道自己在做什么。从积极的方面来说，至少你知道了结果，不用终日去琢磨"如果"。有多少次别人爱上了你，同样是落花有意，流水无情。你很少去想爱上你的人，汤姆也很少会想起你。我敢打赌，你如此爱他，他一定倍感荣幸。

● 我再也找不到像汤姆这样适合我的人了。

假设等于结论

你无法预测未来，也没有理由认为你不会遇到比汤姆更优秀的人了。汤姆并不是你的完美对象，也不会和你厮守终生。这很残酷，却很真实。

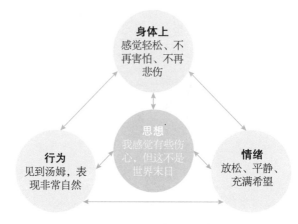

图 8.1　积极想法的认知地图

Ⓢ 消极自动思维导图

现在轮到你了。选择最近影响你的一种消极想法，利用认知地图进行分析。请看，它对你的情绪有什么影响（伤心、生气、害怕、尴尬）？它对你的身体有什么影响（你是不是紧紧攥拳，淌汗心跳加速，双手发抖，生病，疲劳）？你做了什么（哑口无言、忽略你知道答案的问题、气势汹汹地离开、反驳对方、抱有防备心理）？

请将你的消极想法记下来，了解消极自动思维是如何运作的，不要让消极自动思维在你的大脑里横冲直撞。请注意是什么让你感觉心情低落。你有三个选择：

1. 了解想法，接受它，继续承受让你感觉糟糕的想法。
2. 了解想法。认识它，不要关注它，忽略它。
3. 了解想法，和消极的想法做斗争。认识到想法并不等于事实。

我们强烈推荐后两个选择。

正念

在上面列举的三个选择里，第二个选择看起来很奇怪。你如何能做到既觉察到内心的想法，还能对它置若罔闻？这是个好问题。但是这是完全有可能做到的。我们需要相信，通过改变你的思维方式，你就不会经历消极自动思维，至少会减少消极自动思维。这是个困难的过程。你可以通过努力，减少消极自动思维给你带来的痛苦。

在第 5 章，我们提到了你需要关注自己。在上班的过程中，你需要关注自己的身体和周围的环境，这就是正念的方式。正念即停留在当下，停留在当时的环境，同周围的环境融为一体。我们需要了解周围积极和消极的事物，接受的同时，放逐它们。

这听起来似乎是高谈阔论。这是东方传统中关于心理和行为的哲学，经受了几百年的考验。正念是鼓励你将想法、情绪看作独立的客体。请注意这只是转瞬即逝的情绪，不是核心自我（个性的内在部分）的组成部分，亦不是客观事实的体现。正念是通过改变你自身和负面想法之间的关系，将负面想法的危害降到最低。你需要控制住自己的想法，而不是让想法控制住你。了解想法，意识到它，忽略它，不要让它常驻心房。

根据《人类神经学前沿》杂志的一篇文章，正念可以控制人的抑郁、焦虑的情绪，还能减轻慢性疾病所带来的身体疼痛。早期研究表明，正念可以将抑郁情绪出现的频率降低 50%。

这是个静心冥想的过程。就像人坐在河岸上，一片叶子或树枝漂过来，你开始进入有意识的正念阶段。你看到树叶，记住它，树叶顺着河流漂流而下，看不到踪影。如果你现在还没有猜到，那么让我告诉你，树叶代表了你的思想——你了解它，却没有试图改变它，你对它进行判断，任其远去。这是一种非常奇妙的思考方式和状态，但又是非常有效的能让人开心的方法。

ⓢ 静心正念

练习正念的最简便易行的方法即停留在当下。

你所要做的事情是将所有的精力集中在目前所从事的事情上。什么都行，比如说吃饭、散步、开车、穿衣。很多时候我们是按照习惯做事情，经常会忘记自己做了什么。你除了需要将所有的精力停留在目前所从事的事情上，还需要调动所有的感官，细细体味。

比如说，你能尝到什么，闻到什么，听到什么，看到什么？

如果你需要摆脱周围环境的影响，请尝试一下内部呼吸法。对自己说（以呼吸为例）：

吸气

我知道我在淋浴

呼气

我能感觉到热水从皮肤缓缓滑过

吸气

我能品尝水的味道

呼气

我能听到水从身边哗哗落下

吸气

我能看到脚边蒸汽升起

呼气

我能闻到洗发液的阵阵香气

做这些事情，会使你意识到自己的身体和意识所发生的变化。正念是非常有效的做法，你练习得越多越有效。诸如"这没有用""我的烤箱是不是开着"之类的消极想法就会很少潜入大脑。你在练习时大脑很容易会走神，刚开始尝试的时候尤其如此。不要灰心丧气，你只需要把跑偏的思维拉回来就可以了，你只需要放松心情，专注于你手头所做之事。一旦拥有信心，你就不会允许消极想法消耗时间和精力，消极想法自然会败下阵来。

试试下面的做法：想象一下你自己坐在河岸上，阳光洒在水面上，波光粼粼。你看到橡树倒映在水面上，橡树叶飘落下来，落在水面上，顺流而下。下一片树叶飘落下来时，请集中精力于树叶上，不要有意识地思考，你只是看着它飘落在水面上，顺着水漂流而下。

如果你从来没有尝试过冥想法，这听起来有些疯狂。现在把怀疑放在一边，每天练习十五分钟，坚持一周。如果你真正专注于冥想法，不要顾虑别人会怎么想，不要顾虑周围嘲笑的声音。你的思维会更容易放松，消极自动思维的干扰会降低。这真的行之有效。

利用这种非正式的方法，你可以强迫自己意识到当下。你压根都没有意识到你已经放弃了同时处理多项任务的习惯——开车、吃饭、工作的时候思考。你只是本色上演而已。当你感觉心情抑郁或不堪重负时，你掌握了这种技能，才能从狭隘的思想中走出来，体验当下的环境。你集中精力于当前所做之事，消极自动思维也会变得微不足道。有意识地思考每天发生的事情，会帮助你欣赏日常生活的丰富多彩，体会到生活中的小快乐和小成绩，以及你忽略了很久的事情。为了形成冥思的习惯，你需要用手机设置一个提醒服务，用来提醒你按时冥思。

当然，如果消极自动思维压根不存在，是再好不过的事情了。这个主题将会在下一章探讨。掌握了冥思这个秘密武器，下次当"我很垃圾"这样的想法又在大脑漫步时，你就能够象拍死一只讨厌的苍蝇一样拍死它了。

温馨提示

√ 下次和消极自动思维做斗争时，扪心自问，如果朋友遇到同样的问题，我会怎么说。那样你就更有可能给出更公正的答案。

√ 练习冥思会给大脑足够的休息，帮助你欣赏平凡生活中的丰富多彩、你所取得的成绩，以及你体会到的快乐。

√ 想法只是想法，感觉也只是感觉，想法和感觉不能对你进行定义。

09 | 控制你的想法

我们都认识到了消极自动思维如隐秘狡猾的爬行动物，悄悄地潜入你的心房，现在到了主动摆脱消极自动思维纠缠的时候了。

如何停止消极自动思维

同挖鼻子、掰腕子、背诵蹩脚的歌词一样，消极自动思维是个令人讨厌的坏习惯。是的，消极自动思维比这些坏习惯要糟糕 10 亿倍。消极自动思维会影响你的一生，会使所有的事情变得糟糕，没有意义，甚至让你开始憎恨自己。这也是我们需要摆脱消极自动思维的原因。

即使生活中发生了可怕的事情，你仍然可以改变思维模式，以全新的视角考虑生活中正在发生的事情，以及将来可能发生的事情。若你希望生活变得更加美好，多晚都不会太迟。当你开始从积极的角度考虑问题时，你会变得更强大，更有能力去处理问题。这会使你的行动更加坚定自信。永远不要忘记，你

在努力使自己感觉良好的道路上多么无畏无惧。假
设这是小组讨论的环节，现在大家应该起身，互相
拍拍肩膀鼓励一下，为每个人所取得的成绩喝彩。

⑤ 如何停止消极自动思维

现在我们回顾一下第 8 章"我思故我在"的部分，
在这 12 种思维模式中，你看到你的思维模式的影子
了吗？这是件好事情。过去你沉溺于消极自动思维
无法自拔，现在你坦然承认了自己的坏毛病，这会
帮助你停止消极自动思维。

- 如果你在 12 种思维模式中没有找到属于自己的
  思维模式，你很可能在愚弄自己，或者你是情感
  上的超级英雄。事实上所有的人，不管是不是为
  抑郁所困扰，都会不时地陷入消极思维的陷阱。
  你必须诚实面对自己。如果你无法确认哪一种思
  维模式适用于你，去问问你的亲戚朋友，你属于
  哪一种。如果你真的想心生欢喜，你必须接受他

们的观点。你要谢谢他们，而不是回击他们。

- 现在你认识到可以做些什么了。找出你属于哪一类思维模式，尽力将前面讲到的黄金法则应用到思维过程中。当消极自动思维跳入你的脑海，你很容易会辨别出它们。(就象你看到一本你想阅读的书，你在每个地方都能看到它——在海报上，在评论上，在公共汽车上)。记住：这些消极想法不是不请自来，是你邀请它进来。你需要立刻把这些消极想法踢出门外。

- 如果你的朋友告诉你她正在思考非常消极的问题，你要尽力安慰她，向她解释她的想法是错的，或者是想办法来解决问题。那么，你能安慰朋友，为什么不能安慰一下自己呢？你努力使自己感觉好起来，这有什么害处呢？告诉朋友你的想法，来得到公允的观点。如果你这样做会感觉不舒服，要让自己变得客观，像给朋友出主意一样，给予自己公正的看法（以第 8 章中的瑞秋为例）。

- 下次你看到消极的观点，停下来，进行评估。这是真的吗？

如果答案是真的，问问你自己：

1. 真的没关系吗？

2. 最坏会发生什么事情？

3. 最有可能发生什么事情？

4. 如果真的发生了，我能应付得了吗？

当意识到令你最恐惧的事情是不会发生的，你会很自然地平静下来。即使最坏的情况发生了，你仍然能够勇敢面对。

如果答案是不，问问你自己：.

1. 为什么我会这么想？

2. 我是不是对自己不公平？

3. 如果是我的朋友遇到问题，我会对他说什么？

4. 你应该这样想："这不是真的，因为……"。如果有证据能证明你的想法是错误的，请接受它。

如果你仍然和错误的想法做斗争，请使用本章结尾所使用的策略，真正地去面对错误的想法，打败它，继续努力前行。

⑤ 思维档案

对你的消极自动思维进行质疑是非常重要的。如果你问售货员为什么他推销给你的平板电脑是市场上最好的电脑，他会回答，"因为我认为这是最好的电脑"。听到这样的话，你会认为他是个不值得信任的傻瓜。你希望他能够给你可以让人信服的理由。这是一种符合逻辑的想法。听到售货员的话，你需要加以判断，你当然不会不假思索地说，"这听起来很有道理，给我包起来"。

将消极思维作为拐杖

你是不是很长时间以来都习惯于从负面思考问题？你想改变，甚至都不知道从何开始？在你希望变得快乐的道路上，消极自动思维是个巨大的绊脚石。如果你不努力打败它，事情就不会好转起来。消极自动思维喜欢逛来逛去，擅自居住在你的大脑里自得其乐。它们不会自己自觉打包，知趣地走开。你必须把它们踢出去。

有时候你会想，如果我总是往最坏的方向想，我就不会因此失望。采取这一策略看起来很简单，实则无益。对周围的人和事物总是持消极的态度，是非常有害的。这会对你的行为、情绪和身体健康造成影响。

人类不是为孤独而生的。我们不是独行侠，我们是社会动物。消极自动思维试图欺骗你，让你相信它们会让你感觉舒适，其实不然。持续用这种方式进行思考会让你感觉被孤立。你诚实地问自己，你是想获得消极的观点还是公正的观点？如果你使用了我们提供的所有策略，你会很惊奇地发现，无论过去发生了什么事情，现在的你感觉好多了，对生活的态度积极了很多。

你不会象对待自己一样对待别人，为什么对自己是一个标准，对别人是另外一条标准呢？你应该更高兴些。尝试使用书中讲到的策略，你会感觉到积极的变化。

对事物的合理性进行检验是符合逻辑的。这是我们做出判断的基础，也是我们在社会中生活的方式。我们的大脑要经历同样的过程。你需要深深质疑长久以来折磨你内心的想法。

请记住，每个故事都有两面性。如果你真做了什么错事，表现很糟糕，你承认就好了，同时分析由此产生的消极想法并进行更正，这是非常必要的。比如说，你莫名其妙地打断你的爱人说话，你会立即想："我就是这脾气，他一天都在和我闹别扭，他不会搭理我了"。换个角度，你可以去想："我会去向他道歉，这样他就知道我是因为最近过得不开心，才向他发脾气的，我确定一切都会好起来的"。

同大脑中的想法保持一定距离，客观公正地对其进行分析，能做到这一点至关重要。利用下面的表格，记下有哪些证据能够支持你的消极思维，又有哪些证据与消极思维相左。当你情绪突然低落时，你要小心了，问问自己，"我的大脑里都想些什么？"，抓住这些想法，进行检验。

每当有消极思想涌现时，请记下来，并填入表格。这会帮助你客观地看待自己的想法，促使你开始相信你能打败消极思想，而不是被消极思想所掌控。

发生了什么	消极自动思维	感受	和消极自动思维相左的证据	我现在感受如何
不要夸张，如实记录发生的事情	你对自己及未来有什么认识? 你有什么别的想法? 这是什么类型的消极自动思维	你主要的感受和情绪	想一想和你的情绪相左的证据? 你还有别的选择吗? 和你的观点相左的证据是什么? 如果你没有感到心情压抑, 你会怎么看待这个问题? 如果是你的朋友遇到同样的问题, 你会怎么说	记下感受的变化
例 1 领导站在我旁边, 看到我写邮件, 我正在邮件里抱怨她呢	我要被解雇了（假设等于事实), 我错过了和领导搞好关系的机会（以偏概全／体验失败), 她憎恨我（两极化, 非此即彼的终极思维／以己度人)	焦虑害怕绝望	她可能没有看到我写的内容。大家都在抱怨自己的老板, 如果她真的读到了, 也很可能根本不当回事。她可能会意识到对我太苛刻了, 会对我好一些。我因此被解雇的可能性几乎为零	心情趋于平静, 不再那么慌乱, 决心努力工作, 不再发送抱怨性的邮件

续表

发生了什么	消极自动思维	感受	和消极自动思维相左的证据	我现在感受如何
例2 我在朋友的聚会上喝醉了，大肆吹嘘我的生活多么精彩纷呈	他们都认为我很自负，缺乏安全感（以己度人）。他们不会邀请我去参加朋友聚会了（假设等于结论）。我这么不着调，下次我还会犯同样的错误（杞人忧天）	尴尬羞愧内疚	每个人都像我这样莽撞行事过。人们似乎对我讲的话很感兴趣。下次我会表现得更平淡些，更注意自己的言行	更加放松。我发现这件事情还挺好玩的。决心下次表现得更好些
例3 一早起来，有一个重要的会议要召开，却偏偏碰上嗓子疼	总是这样！为什么这样的事情总是发生在我身上（为什么总是我呢）。我会搞砸了会议，我无法将我的观点阐述清楚（假设等于错误）。每个人都会认为我的工作做的很糟糕（两极化/杞人忧天）	低落伤心沮丧	在有压力的情况下，我一般都会表现良好。我在这样的会议中一直表现不错。我身体状况不好并不代表事情会向差的方向发展。大家都明白我状态不好，看到我如此精心准备，一定会欣赏我的	有时候生活中会发生糟糕的事情，这并不意味着生活会因此毁掉。我知道，鉴于过去我的努力工作，大家对我的看法会很好

上面的表格表明事情不像你最初想象得那么差。你逐渐会做到：

- 你会从下意识地消极反应转变成有意识地思考问题——你会走出按照习惯做事情的误区。
- 你需要转变观点，认识到想法只是脑海中转瞬即逝的事物，并不是事实的体现。
- 对消极思维和自我批评的模式进行确认并质疑。你会更加自信地处理情绪，更加熟练地回应自己的想法。
- 将你的想法和情绪转变成积极的事物。
- 认识到想法仅仅是想法，并不等同于现实。

当你填写完上面的表格，你认为上面的表格对你来说是很有价值还是毫无意义，难度是高还是低？刚开始和自己的想法做斗争的时候，需要练习，也会感觉有难度。当你情绪低落时，你很难从不同的角度去看问题，尤其当你的消极思想建立在一定的事实基础上之时。也许你的领导看到了你写的邮件，但这并不意味你们的关系到了不可挽回的地步。这只意味着你以后做事情要三思而后行。如果你相信了消极自动思维，并没有与消极自动思维做斗争，你很可能会跑上前，要求领导告诉你她看到了什么内容，这会把你们双方都放在尴尬的位置上。她阅读了你的邮件——这意味着到了世界末日了吗？也许你抱怨的话是有道理的，也许她会软下来，或者私下友好地和你交换一下意见。总之，谁还没有给别人写过抱怨领导的邮件呢？

遇到问题，换个角度去思考，质疑你的悲观预测，这是是非常重要的。当你情绪低落时，你很难在想法和外部现实、假设和事实之间做出明确区分。同坏习惯一样，想法一旦在大脑中生根发芽，就很难停止下来。你对自己的看法、观点不是源于绝对、一成不变的真理，而是来自于日常生活的积累。

⑤ 新的积极的认知地图

将你的其他选择填写在新的认知地图中。现在请评估积极想法对你的情感、身体和行为的影响。我们以上文提到的"家庭聚会"为例。

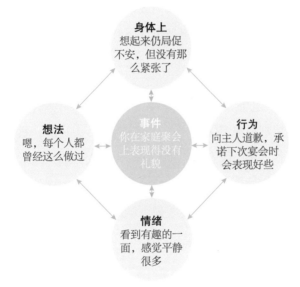

图 9.1 积极的认知地图

任何事物都有积极的一面。这意味着你要客观现实，而不是一味地责怪和惩罚自己。花时间评估你的想法，这可以使事情的结果发生根本的变化。如果你对自己在朋友的家庭聚会上的表现感到惊慌，也许下次遇到朋友聚会的场合，你会刻意避开，你将疏远家人和朋友，这可是你至关重要的社交网络。从不同的角度来看待问题，你会意识到，问题根本没有那么糟糕。你会更加勇敢面对，并决心下次表现得更好些。

现在我们停下来，欣赏一下你一路以来的出色表现。你识别消极自动思维，远离它们，打击它们。毫不夸张地说，改变你的思维方式会改变你的人生。从更现实的角度思考问题，是非常有价值的事件。我们不能对你充满溢美之词，但是我们能向你报以最热烈的掌声，这正是我们现在在做的。

温馨提示

√ 你能改变思考模式。消极自动思维是个坏习惯，可以改变。

√ 无论发生了什么事情，让自己快乐起来，什么时候都不晚。

√ 每次你遇到消极自动思维时，问问你自己，"这是真的吗"？如果不是真的，摈弃它。如果是真的，再问问自己，"这有关系吗"？"我能做些什么"？

10 | 生活的真正意义

找到 生活的意义，并设立现实可行、容易实现的目标，就可以确保你更加乐观、积极、快乐。

快乐意味着什么

请不要惊慌，我们不会拿高高在上、严肃虔诚的人生哲理来对你狂轰滥炸。发现你人生的意义会 100% 使你快乐——在这里我们不考虑精神或宗教信仰的因素。

人生意义是快乐的最后一块拼图，不同的人对"意义"有不同的定义。这是个人选择的事情。你可能在规划和协调自己的生活中找到意义，你可能在追求目标的道路上找到意义。这都没有关系。真正重要的是，认为生活有目标、有意义的人都会更加快乐。他们生活得更好，对生活更满意，对自己所做的事和愿意做的事更有掌控力。他们对工作更投入，更乐观、更自信，对事物抱有积极观点。他们不会焦虑，工作与生活更加平衡。生活的意义可以缓冲心理压力，是心理健康的一个重要组成部分。

意义是快乐最核心的成分之一。

亘古以来，人们一直在寻找人生的意义，寻求成就感。从最基本的层次讲，它为你提供了生活的意义。这是人建立核心价值观的基础，它能够为人提供生活的方向、确定个人身份和社会意识。人生的意义体现为更好地养育孩子，照顾配偶，激励他人，在职业上取得成功。人生的道路上，有无穷无尽的事情驱使我们向前奔跑。人生在世，我们一定要有动力，否则我们就不会有成就感，也不会开心。

认知行为疗法的核心是"意义"。认知模式的基础是概念，而不是事物本身。你对事物本身的解释，体现了你的反应。你赋予事物本身的"意义"决定了你的行为、思考方式，决定了你身体和情绪上的反应。面对同样的事情，不同的人有不同的反应。对事情的不同评价，赋予的不同"意义"是决定人们快乐还是不快乐的关键因素。

这些观点有一个基础，即你是独立存在的个体。情绪决定个人的观点，而情绪又是由你是否自信、快乐、满足而决定的。如果你的人生充满了"意义"和"目标"，我们相信你对事物的解释也会变得更加积极。

社会支持

人不能选择出身。有些人的家里不乏有精神错乱的人。无论你的家庭环境如何，你的亲人或朋友之间相维系的情感纽带，是找到人生意义的基础。研究表明，良好的社会关系赋予人们生活的意义，保护人们免受"低落情绪"的伤害。缺乏社会支持的人，更容易陷入低落的情绪。同家人多团聚，出去和朋友会面，会增加我们的快乐指数。然而，事情也不是那么简单。如果你刚结束了一段感情、搬到了新地方，家庭遇到问题、刚换了工作，孑然一身，你可以去参加当地的俱乐部，通过和俱乐部的朋友交往，建立新的社会关系。很多人去报了兴趣班，认识更多志趣相投的朋友。这听起来似乎有点困难，但是想一想，这么多人和你乘坐同一艘船，和你同舟共济，你并不孤独。你可以浏览 www.meetup.com/find 网站，这是个国际性组织，在线上，人们会组织各种各样的活动，有同样爱好的人都可以加入进来。网站的宗旨是使人们能够更加容易地结识新人。浏览网站，参加网站上组织的活动，报名参加兴趣班，这些行为表明你正在主动做出改变，你整个人也会变得积极起来。

本书的主要观点是采取不同的方式做事情。你要真正地采取行动，和困难做斗争，而不是只在内心去想我要采取行动了。将我们前文介绍的策略真正应用起来，你会发现在通往快乐的道路上走出了重要的一步。你可以通过对你的一周重新制定计划；做更多你喜欢的事情；投入体育锻炼；与对你有危害的消极自动思维做斗争，以积极的态度、最重要的是从更现实的角度看待自我，以各种方式改变自己。这些技巧都会帮助你找到生活的意义。

制定切实可行的目标

追求有价值的目标是获得快乐的另一个基本要素。在这里"有价值"是个关键词。我们要实现的目标必须是积极的，能够赋予生活价值。努力达到目标，从而收获随之而来的成就感，会赋予生活新的意义。

确定目标时，一定不要追求完美。完美并不存在，你什么都不想放弃，意味着你纵然取得了成绩，也不会奖励自己。你会永远感觉自己是个失败者。你要针对你和你的情况，制定切实可行的目标，而不是追求无法企及的目标。我们不是说让你不要志存高远，努力工作，而是要你嘉赏自己的成绩。不要等待永远不会出现的事物。比如说，你是个业余演员，你在当地的一两个电视节目中充当业余演员，你的目标就不应该是"我要成为这个时代最好的演员"。你的目标应该是"在下一个节目中，我要争取到一句台词"。这是个可以实现的目标，通过努力你能够做到。要成为这个时代最好的演员，是个不能量化的目标，你为自己确定了一个注定要失败的目标。你会不断地变换目标，当你得到了梦寐以求的角色，你会说，"是的，我得到了想要的角色，可是这还不够好。我要赢得一个奖项"。

为自己制定具体、切实可行的目标。达到目标时，好好地嘉奖自己。

❽ 规划目标

此时此刻，你感觉好些了，你可以开始规划你的未来了。我们希望你能确定目标，继续前行，对你的方向、愿望、成就和满足感有更清晰的认识。这就像每天的任务清单。从大的方面讲，你可以制定短期、中期和长期目标。想想你下周、下个月、明年希望做的事情，以及你希望拥有的心情。想想你接着要做的事情，并制订具体的计划，这样你就会更有可能达到目标。

SMART 目标规划指南

你制定目标时，要遵循 SMART 原则。它们分别是：

S(Specific)——明确性

你的目标是什么？达到了目标后，你感觉到有什么不同？例如：我计划从下个月起每天参与一项令人快乐的活动，这样会使我心情愉快。

M(Measurable)——可衡量性

你确定的目标必须具有可衡量性，当你达到目标时，你才能知道你成功了。（你确定的目标应该是"我在电视连续剧中获得一句台词"，而不是"要成为这个时代最好的女演员"。）

A（Attainable）——可及性

你确定的目标，必须是能够实现的目标，比如说，你确定的目标应该是"下次考核会上，我会要求升职"，而不是"下次考核会上，我一定要获得升职"。不要为自己设定注定要失败的目标。

R(Relevant)——相关性

你确定的目标必须是有价值的。如果你在达到目标的过程中，没有感觉到任何快乐或成就感，这样的目标就是毫无意义的。你确定的目标，必须对你有意义，否则的话，你就需要延迟做这件事，或者根本无需劳神费力。

T(Time-Specific)——时限性

为你的目标确定时限。不要模糊地说，"下个月我要做些令我愉快的事情"。如果你制定的是短期目标，你可以说"我计划下个月完成这项任务"。如果是中期目标，你可以说"我在六个月内完成这项任务"。如果是长期目标，你可以说，"我在五年内完成这项任务"。

下面是我们利用本书中提到的策略和工具所制定的

短期目标、中期目标和长期目标。你可以将此作为基础，制定阶段性的五年计划。

短期计划（1个月）

- 每天继续做我喜欢的事情；

- 每天抽出时间来放松和锻炼；

- 记下每天发生在你身上的3件事情。

中期计划（6个月）

- 定期同朋友和家人见面；

- 开始新的爱好或者重新捡起老的爱好；

- 和我的消极自动思维做斗争，以更加现实、更加积极的态度面对生活；

- 采取措施解决生活中的问题（比如，你从事的工作非常糟糕，或陷入了一段糟糕的关系），制定积极的计划，使事情向着好的方向发展。你也可以考虑辞职或结束这段糟糕的关系。

长期计划（1-5 年）

- 开始新的职业；

- 搬家；

- 在国外生活的经历；

- 读完数年前开始读的小说。

温馨提示

√ 找到生活的意义，会让你感觉更加快乐；

√ 制定现实的、容易达到的中长期目标，通过
　达到目标获取成就感。

√ 制定多个目标，可以是容易达到的目标，也
　可以是你未来梦寐以求达到的目标，激励你
　继续前行。

结 语

祝贺你。通过阅读本书，你现在明白了感受、思想和行为是什么，以及为什么会有这样的感受、思想和行为。你读完了全书，实践了我们推荐的策略。希望现在的你，比刚开始读书的你，更加坚定和快乐。

在让自己变得积极的道路上，你走了这么远，我们为你深深地感到自豪，由衷地祝贺你所取得的成就。现在的你，即使不是一路欢呼雀跃，高唱着《音乐之声》的主题曲，至少不是忧心忡忡了。这真是件了不起的事情。

如果本书没有像我们预想的那样，为你提供帮助，你仍然面临着重重困难。我们建议你去看私人医生，同私人医生交谈，确定你是否需要进一步的帮助。

在索引中，我们列举了一些有用的资源和网站，谨供参考。

如果你感觉好些了，那么太棒了。抽出时间来评估一下你的进步，并好好地犒赏自己，比如给自己放个假。记住，达成目标后要奖励自己，这是非常重要的，这会让你感觉更快乐，即使是一点点快乐也够了。这是值得庆贺的事情。

如果你想衡量自己的进步，请回答下面的问题。

1. 阅读完本书，你感觉如何？

    A. 一样——没有什么变化

    B. 好一点点了，开始考虑问题

    C. 好多了——开始有了很大的改进

    D. 太棒了——你完全变了一个人

如果你的答案是 A，你真的投入了所有的精力去学习这些策略吗？你愿意再尝试一下吗？如果你真的这么做了，还无济于事，我建议你去看看私人医生，他们会为你提供进一步的诊断方法。

如果你的答案在 B 至 D 之间，我们深深地为你高兴。只要你坚持不懈地练习，并制定切实可行的计划，我们保证你能够取得成功。

2. 你认为哪个技巧、策略最有效？

保证不断的练习，直到习惯成自然。

3. 我们在每章的结尾提供了"温馨提示"，你认为哪一条最能引起共鸣？

将这些"温馨提示"写在便签簿或日志上，每次你需要提醒的时候，把它们翻出来，激励自己，努力奋斗。

4. 你需要怎样的人际关系支持，让大家帮助你，知行合一？

你可以考虑一下，将你现在做的事情告诉你的家人和朋友。他们的鼓励对你来说非常重要，会激励你继续努力。大声地把你的愿望说出来，这样做非常有效。

想一想，你将来会遇到什么困难，导致你的生活脱离轨道？将他们记下来，制定出可能的解决办法。

6. 你能做到尽力给自己以现实公允的评价吗？记住，对自己进行评价时，同时要看到积极方面和消极方面。取得成绩时，别忘了犒劳自己。

7. 你已经不再为了所谓的失败，残酷地进行自我惩罚吗？你是否明白了"完美主义"只是个危险的神话？

8. 你会花更多时间，尽力去做你热爱的事情吗？你会花更多时间和在乎你的人待在一起吗？

9. 重新填写第 1 章的"症状"列表。这次你"中枪"的选项比上次要少一些吧。

10. 你何时开始以不同的方式思考？

    A. 今天

    B. 明天

    C. 下周

    D. 明年

    E. 我不在乎

我们列出这些问题，并不是要困扰你，也不是恐吓你，而是通过这些问题，来衡量你的进步以及你大脑中真实的想法。你手里拥有使自己感觉变好的神奇工具，如何使用它们，由你自己决定。如果你做出改变，并为之兴奋不已，我们要向你表示崇高的敬意。这样做起来的确很难，可是你会获得丰厚的回报，真的很有效。

如果有一些要点你还没有掌握，你要重新回顾本书，提醒自己，你要做什么，以及为什么这么做。你可以一次选取一个章节，利用你所学习的策略来重塑信心，激励自己，开始新的生活。书中提供的有些建议，做起来很难，你可以同家人、朋友一道努力。把你的愿望记下来，把想法大声说出来，这是非常好的办法。

人不可能在一朝一夕之间改变行为和思考模式，经过成年累月的积累形成的消极思维更是难以改变。但是我们希望，你能够相信我们，这是能够实现的。万事开头难。你最初尝试以不同的方式进行思考、做事情，是最难迈出的一步。所以开始的时候不要大吹大擂，四处声张，你要告诉自己，我要尝试一下，这样就不会给自己造成太大的压力。这是能够接近目标的健康方式。我们很难在短时间内废弃老习惯，需要足够的时间才能养成新习惯。然而，你一旦采用了书中的策略，真的会感觉大有不同。选择一个日期，在两个月或一年内重新阅读这本书，评估一下你的变化。

如果你已经运用了书中的手段，太棒了。在以后的六个月，在手机上设置"温馨提醒"，你就能不断地推动自己，继续努力。

本书的观点是告诉你不要心急，要一点点的进步。聚沙成塔，集腋成裘，随着时间的推移，你一定会取得巨大的进步。不要去等待完美的工作，完美的伴侣，完美的体重。这些事情时有发生，却可遇不可求。本书是鼓励你，在每天的生活中做出小小的改变。如果有一些想法、感受、希望去做的事情，总是在你的脑海里萦绕，你可以利用书中的策略，勇敢地挑战自己，本书会助你美梦成真。生活满是障碍赛，不要被困难打败，脱离了自己想要的轨道。你必须勇敢地面对困难，一旦成功了，你会为自己深深骄傲。如果你仍然感到困难重重，回顾一下书中你认为有用的内容，并制定计划，将这些策略付诸实践。

在第9章中你制定了目标，这些目标会激励你不断取得进步，你慢慢地会成为控制情绪的专家。面临逆境时，管理自己的情绪。本书关乎改变，关乎可持续性的改变。如果你持之以恒地使用这些策略、技巧，在你不幸跌倒的时候，它们一定会助你一臂之力，把你扶起来。请将这些策略、技巧应用于你每天、每周、每月、每日的生活，它们会照亮你前行的道路，让你心生欢喜。

改变是令人生畏的。我们在本书中推荐的策略，将鼓励你对生活做出积极的调整。祝你好运。记住，在这条路上，你不是独自一个人奋斗，你会心生欢喜的！

译后记

所谓的快乐，是指身体的无痛苦和灵魂的无纷扰。

——伊壁鸠鲁

去年的春天，我的状态很不好，每天努力给自己打气，可是用不了多久，就像个漏气的气球一样很快地瘪下去了。心底，有个黑洞，深不可测，吞噬着我的心灵。

我在日记中写道：阴霾的天气，雨水淋湿了快乐，潮湿的心情，不时散发着忧伤。独行在大街上，任凭雨水在脸上流淌，不知道脚步去向何方。风雨后，是否有一米阳光，温暖冰冷的心房，散尽多余的水分赶走忧伤，我不停地问沧桑，我的快乐飘向何方。

心情就像北京的雾霾一样，心头总是灰蒙蒙的一片。

我很迷茫，想去改变，却不知道怎么去做。我问自己，那个笑起来没心没肺的女孩子到哪儿去了？我到底怎么了？我的心理是不是出了问题？

在中国，即便在北京，即使心理真的出现问题，人们也还是没有寻找心理医生的习惯。找朋友诉说，尽管微信上有几百个朋友，可真要找一个人耐心地倾听你的烦恼，真的不知道和谁说起。大家都很忙，也有诸多不如意，谁愿意做你的情感垃圾桶呢？即便是有这么一个人，让你尽情倾诉，你会发现，倾诉后你并没有变快乐，还有可能让另一个人不快乐了。无奈，我转向阅读心理学的书籍，希望能够"自救"。

刚开始有病乱投医，阅读的都是畅销榜上的书，什么成功学啊，心灵鸡汤啊，后来发现鸡汤喝多了，产生了价值观混乱的问题，不知道什么是对的，什么是错的，什么是该做的，什么是不该做的。我有一种深刻的无力感，我想，难道这就是生活在这个时代的人的宿命吗？难道我们注定要忙忙碌碌、浑浑噩噩地生活一辈子吗?

直到有一天，我看到了 *This Book will Make you Happy* 这本书。看了书名，我笑了，这本小书真的会让我快乐? 书的开本很小，便于携带，于是我将它放在包里，坐班车时阅读，权当提高英文能力了。可是，在阅读的过程中，我发现，它和一般的大而空的心理学图书不同，它提供了具体可行的方法，我将这些方法应用于生活中，整个人的状况竟然神奇般地改变了。

有一个朋友告诉我，世界上有两样东西越分享越多，一个是知识，一个是爱。这句话对我影响很大。我希望将我的"发现"和更多的人分享。于是我开始翻译这本书，希望更多的人能从中受益，迎来心中的"明媚"。

这是一本什么样的神奇书呢，且听我道来：本书由两位优雅智慧的女性，杰西米·希伯德博士和乔·乌斯马博士所写，一位是英国名声颇高的临床心理学家，也是英国心理学会行为和认知协会会员，一位是专栏作家。在前言中，作者写道：

书中没有让你不知所云的说教之辞。我们利用专业经验和最新的研究成果，使用了有趣又有用的案例，希望对你有所裨益。阅读本书的过程中，你会看到大量的所谓"认知地图"，它们非常容易理解，用起来也很方便。在认知行为疗法的基础上，认知地图将呈现你的思想、行为、感受是如何密切联系的。我们将问题加以细化分解，这样你就不会被问题吓到，从而可以从容面对问题，选择改变。本书还设计了练习和测试，逐步指导你改变原初的想法。阅读理论只会让人变得落伍。我们要做的是，通过简单的方式，使"改变"成为你生活的一部分。如果你希望心中春光常在，唯一的方法是将你所学的知识应用到实践中，在做中学会改变。

会改变吗，真的会改变吗？事实的确如此，前提是你要用心阅读本书，并认真将其应用于实践。

人不能在一朝一夕之间改变行为和思考模式，经过成年累月的积累形成的消极思维更是难以改变。万事开头难。你最初尝试以不同的方式进行思考、做事情，是最难迈出的一步。你要告诉自己，我要尝试一下，这样就不会给自己造成太大的压力。这是能够接近目标的健康方式。我们很难在短时间废弃老习惯，需要足够的时间才能养成新习惯。然而，你一旦采取了书中的策略，真的会感觉大有不同。

书中到底采取了什么策略呢，下面我会结合自己的体验，列举两个我受益最深的策略，希望你也能够受益。

策略：善待自己

我们从小就被别人灌输"要对别人友善，要学会分享，要尽力帮助不幸的人"的理念。现在呢，请抛弃并忘掉这些观点，你现在最需要做的事情就是照顾好自己，把时间留给自己。善待自己是感觉良好的捷径。心情不好时，你通常不会在自己身上花费时间。更具有讽刺意味的是，你甚至觉得私人专属时间，是你承受不起的奢侈。虽然你会一连几个小时，一个人坐在沙发上，什么也不做，只是思索着你有那么多让人失望的地方，自怨自艾。你必须让自己的时间也变得积极起来。增加日常生活中的私人专属休息时间，能够提高效率，改善情绪。

这一点同样实用。有了宝宝之后，我变得没有自我，时间都属于别人。到了单位，坐下就是干活，到了家里，还是干活。平时忙得连和朋友吃顿饭的时间都没有。看了这本书后，我开始改变行为方式，在不影响工作和生活的前提下，偶尔会和朋友见面，我还增加了阅读的时间。比如说，孩子睡觉后，我会看看书，这样能让我的心更安静些。通过增加"私人时间"，让我感觉又找回了自己，心灵也有了归依。

制定切实可行的目标

追求有价值的目标是获得快乐的另一个基本要素。在这里"有价值"是个关键词。我们要实现的目标必须是积极的，能够赋予生活价值。努力达到目标，从而收获随之而来的成就感，会赋予生活新的意义。

确定目标时，一定不要追求完美。完美并不存在，你什么都不想放弃，意味着你纵然取得了成绩，也不会奖励自己。你会永远感觉自己是个失败者。你要针对你和你的情况，制定切实可行的目标，而不是追求无法企及的目标。我们不是说让你不要志存高远，努力工作，而是要你嘉赏自己的成绩。不要等待永远不会出现的事物。比如说，你是个业余演员，你在当地的一两个电视节目中充当业余演员，你的目标就不应该是"我要成为这个时代最好的演员"。你的目标应该是"在下一个节目中，我要争取到一句台词"。这是个可以实现的目标，通过努力你能够做到。要成为这个时代最好的演员，是个不能量化的目标，你为自己确定了一个注定要失败的目标。你会不断地变换目标，当你得到了梦寐以求的角色，你会说，"是的，我得到了想要的角色，可是这还不够好。我要赢得一个奖项"。

为自己制定具体、切实可行的目标。达到目标时，好好地嘉奖自己。

我是个空中的梦想家，总是沉浸在梦想和想象中。我的梦想是做个自由职业者，平时写写文章，做做翻译，空闲的时候，就到草原去采采风，写写诗歌，享受美景和美食。太美妙了吧。这个美丽的梦想折磨了我很多年。世界这么大，我想出去走走，可是这么多年过去了，我依然没有走出这一步，依然过着朝九晚五的日子。读了这本书，我领会到，梦想不等于空想，制定目标时，一定要切合实际。比如说，我后来制定的目标就变成了"一个月内通过计算机考试""每周坚持做瑜伽""每天阅读英文小说"
这样切实可行的目标。达到目标后，我感觉特别有
成就感，也自信多了。

以上是我感触极深的一点，我将它们应用到生活中，
不知不觉地，自己也变得眉眼舒展，心生欢喜。书
中还介绍了很多其他非常实用的策略，在此我就不
一一赘述了。在阅读本书的过程中，我相信你会和
这些美妙的策略不期而遇，开启更加美丽的人生，
让自己变得更美好。本书的作者告诉你，你不要心急，
要一点点去进步。聚沙成塔，集腋成裘，随着时间
的推移，你一定会取得巨大的进步。

改变是令人生畏的。我们在本书中推荐的策略，将
鼓励你对生活做出积极的调整。祝你好运。记住，
在这条路上，你不是独自一个人奋斗，你会心生欢
喜的！

最后，我将小时候听到的故事讲给亲爱的读者，希
望能对你有所启发。

曾经有四位少年，他们都觉的自己很不快乐。一天，他们去问一个智者怎样能使自己快乐？智者说："当你们造好一条船时我再告诉你们。"那四位少年在几年间造船，每天风吹日晒！最后，他们终于造好了船，在开船之时，他们把那位智者请来，他们边划船边唱歌！那位智者问："你们快乐吗？"少年们同声回答："快乐！"智者说："就是这样，其实快乐一直在你们身边，只要你们留心观察，就能把快乐找到！"

殷亚敏

拓展阅读

Paul Gilbert, Overcoming Depression (London, Constable & Robinson, 2009) Deimis Greenberg and Christine Padesky, Mind Over Mood : A Cognitive Treatment Manual for Clients (New York, Guilford Press, 1995)

David Burns, The Feeling Good Handbook (New York, Morrow, 2000)

Gillian Butler and Tony Hope,Manage Your Mind(Oxford University Press, 1995)

有用的网站：

MIND, The National Association for Mental Health：
www.mind.org.uk Time to Change：www.time-to-
change.org.uk

Depression Alliance：www.depressionalliance.org

Be Mindful：bemindful.co.uk

Mood Gym：moodgym.anu.edu.au

Living Life to the Full：www.llttf.com

The Centre for Clinical Interventions：www.cci.health.
wa.gov.au/resources

The Mental Health Foundation：www.mentalhealth.org.uk

The American Mental Health Foundation：american
mental healthfoundation.org

The Beck Institute：www.beckinstitute.org

Cruse Bereavement Care：www.cruse.org.uk

Relate：www.relate.org.uk/home/index.html

Frank：friendly confidential drugs advice：www.
talktofrank.com

Alcohol Concern : www.alcoholconcern.org.uk

The British Psychological Society : www.bps.org.uk

The British Association for Behavioural & Cognitive

Psychotherapy : wvvw babcp.com

Samaritans : www.samaritans.org

致 谢

感谢相信这本书，支持这本书的所有人，是你们的帮助和支持，才使她走到世人面前。谢谢我们挚爱的家人——本、杰克、马克斯和伊迪，谢谢你们；感谢我的助手珍妮·格雷厄姆，你的建议真的很精彩；感谢我们的编辑克里·恩索，你热情洋溢，非常有感染力；谢谢设计师佩吉·塞德勒，你的设计真的是无与伦比。在此作者杰西米要衷心地感谢教育她、支持她、并鼓励她一路前行的心理学家、保健专业人士及她的患者。